極めに・究める・スポーツリハ

相澤 純也 監修・著
Junya Aizawa

塩田 琴美 著
Kotomi Shiota

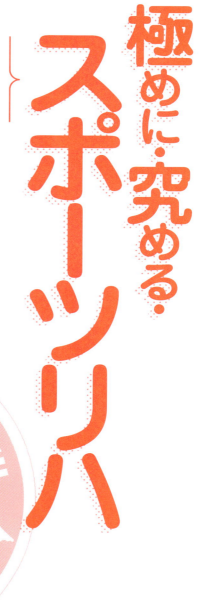

丸善出版

監修者序文

　「楽しみたい！」「健康になりたい！」「記録を更新したい！」「競技に勝ちたい！」「夢を実現したい！」など，ピュアな（時に複雑な）思いを抱いて，年齢や性別，障害の有無を問わず，大勢の人たちがスポーツに参加しています．スポーツを原動力としたこのような活気あふれる社会は素晴らしいと思います．一方で，一定以上の身体運動をともなう**スポーツ活動には外傷・障害の発生がつきものであり，それらの治癒・回復と予防はスポーツ活動推進とセットで考える必要があります**．

　理学療法士，スポーツドクター，トレーナーのようなスポーツリハビリテーション専門職（スポーツリハ専門職）には，対象者の属性，参加スポーツ，外傷・障害，身体機能，そして環境特性を多面的に捉えることが必要です．そのうえで，専門家として安静と負荷のバランスを調整し，機能・能力向上と再発予防を両立させる（ぎりぎりのラインを見極める）スキルが求められます．さらには，個々のスポーツで要求されるパフォーマンスを理解し，その向上を支援できる能力も不可欠です．

　以上の前提条件を踏まえれば，スポーツリハは「医療施設だけ」でも「現場（フィールド）だけ」でも完結することはありません．ですから，

専門職間で理解・尊重・協調し合い，「アスリート・ファースト」で物事を進められるバランス感覚

がとても重要なのです．必要に応じて自分の得意とする局面で強い
リーダーシップを発揮できることもまた重要でしょう．限られた資
源を有効活用してアスリートをサポートするには，ビジネスやマネ
ジメントの知識を求められることもあります．

　丸善出版より，『極めに・究める・リハビリテーション』シリー
ズの監修を依頼され，「第5弾は"スポーツリハ"」「障がい者スポー
ツもぜひ！」と相談されたときに，

真っ先に頭に浮かんだのが塩田琴美先生との共著

でした．塩田先生は，臨床活動の傍ら首都大学東京大学院で博士号
（保健科学）を取得され，大学教員や県庁職などを経て，現在は一
般社団法人こみゅスポ研究所の所長として障害を抱えた方々を対象
にスポーツ活動を通じた健康増進や社会参加を支援しています．
2019年には経営大学院を修了されMBAも取得されています．塩
田先生は，理学療法士の資格をお持ちなのはもちろん，その枠を超
越したスキル，実績，世界観をお持ちであり，まさに「スーパー
ウーマン」といってよいでしょう．

　本書では，塩田先生と相澤のスポーツリハを極めに・究めるうえ

で重要となる哲学，研究によるエビデンス，リハの具体的な考え方と実践テクニックをバランスよく解説し，他のテキストでは学ぶことができない本音ベースの臨床エッセンスを満載しています．

　すでにスポーツリハを専門としている先生だけでなく，何を専門とするか迷っている方にも，ぜひ読んでいただければと思います．丸善出版による卓越したリライトやデザインによって，堅苦しい教科書とはまったく異なる"手に取りやすい読みもの"となりました．そして，私の本音は，学生に気軽に読んでいただき，この本によって，「スポーツリハの世界に一歩足を踏み入れてほしい」と願っていることです．きっと，皆さんの今後の羅針盤の１つとなってくれることでしょう．

　最後にわれわれに素晴らしい企画を提案し，出版まで導いてくれた丸善出版の程田靖弘さん，堀内志保さんをはじめとするスタッフの方々にお礼を添えて，監修の序とします．

2019 年 11 月吉日

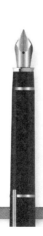

相澤 純也

著者序文

　私の活動をはじめて知る方は，必ずといってよいほど「なぜ，障がい者スポーツの活動をしているのですか？」とよく質問をされます．

　もともと理学療法士を志したのは，小学校から初めた競泳でケガが絶えず，早々と選手生命が閉ざされたことにより，スポーツ傷害の分野にかかわりたいと思ったのがきっけでした．ところが理学療法士の世界に足を踏み入れると，医療に重きを置くアプローチがほとんどであり，病院勤務をはじめた頃は診療報酬の大幅改定により「患者が早期退院を強いられても地域における受け皿はない」といった状態で，それこそ「**リハビリ難民**」という言葉が生まれるほどでした．

　そして退院した患者が，在宅や地域に戻っても体を動かす場所や地域での居場所がなく，「閉じこもり」「機能が悪化していく」という負のスパイラルに陥る現実を目の当たりにしたのです．そこで，患者個人を直接的にアプローチするよりも，

仮に障害や疾患を有していても，
地域で心身機能の維持・向上を図り，
多くの人が生き生きと暮らせる環境づくり

に興味を抱き，現在に至ります．今では，リハビリテーションの語源「re（再び）＋habilis（適した）」にもあるように，**地域に戻った生活の先まで見据えたアプローチ**こそがリハビリテーション専門職（リハ専門職）の務めと感じています．

2020年の東京オリンピック・パラリンピックの開催により，パラリンピックや障がい者スポーツに注目が集まってきていますが，日本ではいまだに地域における障がい者スポーツの環境や実施率は改善されたとはいえません．その大きな理由の1つとして指導者不足が挙げられ，医学書においてもこれまで障害者のスポーツ指導における実際のノウハウを蓄積した本はありませんでした．そんなことを感じていたときに，本書の依頼を相澤先生からいただきました．本書は，

地域のスポーツ指導から競技のスポーツ指導まで，その視点とメソッド

を網羅しています．リハビリ専門職がかかわる障がい者スポーツ指導においては，競技面よりも「地域で安心・安全に楽しむこと」を目的としたかかわりが多いため，その意味でも本書では地域におけるスポーツ指導の実践で活用いただける内容に重きを置きました．

　7章では，「障害者がスポーツを始めるきっかけづくり」と「個々の障害者の特性に合った楽しいと思えるスポーツとの出会い」を支援する方法を，8章～10章では，用具やルールの工夫次第でできないと思われていたスポーツが「できる（できた）」という感覚に変えるべく，障害特性に応じたスポーツ指導のコツ，11章では，スポーツを安心・安全・生涯にわたり楽しむための「スポーツ傷害の予防やリスク管理の方法」を盛り込みました．執筆中はさまざまな場面を想定し，限られたスペースで文字化することの難しさを感じ

たものの，障害者スポーツの指導を行う際のエッセンスは注入できたと思います．ぜひそれぞれのスポーツ場面で活用いただけたら嬉しく思います．本書を通し，障害者のスポーツにかかわる人が増え，障害をもった方が楽しめるスポーツ環境が地域で根づくことを願っています．

　末筆になりますが，執筆の機会を下さった相澤純也先生，わかりやすいイラストを描いて下さった近田光明先生，私の講演にまで出向いてくれた丸善出版の程田靖弘さん，執筆するうえでさまざまな視点を提供してくれた堀内志保さん，いつも学びや新たな気づきをもたらしてくれるこみゅスポ研究所のスタッフ・スポーツ教室に参加してくれる皆さま，そしてやりたいことを自由にやらせてもらい支えてくれる私の家族に，心より感謝を申し上げます．

2019 年 11 月吉日

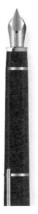

塩田　琴美

目　次

第1部　スポーツリハビリテーション

Chapter1 スポーツリハビリテーションとは ………………………………… 2

- 極める1　まずは，スポーツの汎用性と価値観を認識する
- 極める2　アスリートに寄り添い，スポーツのバリューをシェアする
- 極める3　スポーツリハの合言葉は「アスリート・ファースト」
- 極める4　「やりすぎ」と「やらなさすぎ」のバランスを考えながら，最後まで付き合う
- 極める5　「熱意」と「理解」で，「経験」を補う

Chapter2 スポーツ外傷・障害のクリニカルリーズニング ……………… 24

- 極める1　SOAP・クリニカルパターン・リーズニングで，
  受診前に原因を推察する（膝靭帯損傷）
- 極める2　アスリート自身の「リーズニング」と「身体機能把握力」が
  結果を左右する（ジャンパー膝）
- 極める3　多面的なリーズニング・評価・試行的治療が結果につながる
  （ハムストリングス肉離れ）
- 極める4　検査・テストを駆使してほんのわずかな問題をスクリーニングすべし

Chapter3 スポーツ外傷・障害の管理・治療 ……………………………… 48

- 極める1　診断名のみに頼らず，「固有の症状」と「動作パターン」に着目して
  効果を高める（腰痛症）
- 極める2　トップダウン・アプローチで機能的原因に迫れ！（グローインペイン）
- 極める3　痛みと不安が減れば，動作パターンはある程度改善される（膝前部痛）

Chapter 4 エクササイズ，トレーニング指導 ··· 67

極める1 着地動作をみずして損傷リスクの減少はなし(ACL 損傷)

極める2 「再損傷リスク要因」と「パフォーマンス阻害要因」が
スポーツ復帰を叶えるキーワード(ACL 損傷)

極める3 一次損傷予防と二次損傷予防は一緒ではない(ACL 損傷)

Chapter 5 スポーツ復帰 ··· 82

極める1 「種目やポジションごとに求められる動き」に応じた指導が重要

極める2 専門職同士の協力と隙のない指導がアスリートに勝利をもたらす

極める3 怠慢・油断すると，症状悪化・再損傷の「しっぺがえし」をくらう

極める4 事故や外傷への対応は「PRICES」と「医療機関搬送」が基本

Chapter 6 高齢者のスポーツリハビリテーション ································· 99

極める1 「参加年齢上限なし」のマスターズゲームズ

極める2 運動制限アドバイスのポイントは「家族に接するような思いやり」

極める3 「加齢変化」「既往・併存疾患」と折り合いをつけてスポーツ復帰を目指す

第 2 部　障害者のスポーツリハビリテーション

Chapter 7 身体障害者のスポーツリハビリテーション ······················· 112

極める1 障がい者スポーツは，pathway model で段階に応じて定義する

極める2 障がい者スポーツは「永遠に完成しない」

極める3 患者に合ったスポーツを勧め，評価は瞬時に・徹底的に行う

極める4 障害者の体力評価(数値化)は難しい

極める5 スポーツの実施内容は 3 つのザイで考える

Chapter 8 視覚・聴覚障害者のスポーツリハビリテーション ………………… 132

極め3 1 視覚障害をひとくくりにしない，競技にも幅がある

極め3 2 ボール競技では空間把握の特性を踏まえ，トレーニングする

極め3 3 「いきなり触る」や「こそあど言葉」は禁止．対象者の眼となり誘導する

極め3 4 コミュニケーションの障害を克服するべく，さまざまな方法で対話を試みる

Chapter 9 知的・精神障害者のスポーツリハビリテーション ………………… 146

極め3 1 運動に興味がないなら，あえて何もしない

極め3 2 走れても四つ這いの確認を怠るな

極め3 3 運動指導は5つの心がけでさま変わる

極め3 4 認知機能を要する運動は，精神障害に有効

極め3 5 うつ病患者には一時的な気分転換を目的にした運動は勧めない

Chapter 10 障がい者スポーツの環境要因 ……………………………………… 159

極め3 1 仮説を立て吟味し，「できる能力」を引き出す創意工夫を身につける

極め3 2 チームビルディング力でパフォーマンスは変わる！

極め3 3 障害と補装具・用具との密な関係を把握しよう

極め3 4 各競技と補装具・用具の関係性を熟知する

Chapter 11 障がい者スポーツと傷害予防 ……………………………………… 175

極め3 1 障がい者スポーツでの受傷率は，アメフトより低いがバスケより高い

極め3 2 傷害のバリエーションを知り，さらなる障害を生み出さない

極め3 3 傷害予防のヒントは「健足側：義足側」の荷重割合にあり

極め3 4 残存部位の筋力をアップさせ，運動中は左右非対称を注視する

極め3 5 板バネ走行のバランス能力を高め，健常者以上の走力を身につける

●イラスト：近田 光明

COLUMN 一覧

1. 「トップアスリートの担当スポーツリハ専門職は万能」に根拠なし　7
2. 遠回りも意外と役立つ　11
3. スポーツリハの知識・技術は一般のリハにも大いに役立つ　21
4. アスリートの「はい！」と「大丈夫です！」を鵜呑みにしない　36
5. 「じっくり考えてみよう」って，そんな時間は現場にない！　41
6. 「誰かに蹴られました」　41
7. 「怖い」と「怖くない」はバランスが大切　53
8. 大勢のコンディションチェック・管理　59
9. リリース，マッサージ，モビライゼーションは万能ではない　63
10. 運動学テキストの情報だけで解決しない　64
11. 研究論文を都合よく解釈しない　65
12. スキーでの膝靱帯損傷のメカニズム　74
13. スポーツ動作の評価は攻めの姿勢が大切だが，ケガをさせては元も子もない　77
14. アスリートに伝わらなければ意味がない！　78
15. 靴，用具にも再損傷予防やパフォーマンス向上のヒントがある　79
16. 試合スケジュール，シーズンを把握していますか？　85
17. スポーツ現場を体感しろ　85
18. ドーピング　87
19. 復帰基準，設けてますか？　88
20. ポテンシャルをいかに引き出すかがパフォーマンス向上のカギ　96
21. スポーツアナリストを知っているか？　97
22. 必ずしも加齢＝機能低下ではない　102
23. 限界は本人が一番知っている　108
24. 先天性 or 後天性でアプローチは異なる!!　118
25. スポーツで「4間」を得る　122
26. つまずきポイントをおさえるべし!!　129
27. 本当は見えてない!?　134
28. 視覚障害者は点字が読める？　139
29. 障がい者スポーツでは，健常者と障害者どちらが勝つ…!?　139
30. アスリートは何かと困っている!!　162
31. あなたは知らない障がい者スポーツの世界　165
32. 電動車いすサッカー元日本代表選手の声（リハ専門職へのメッセージ）　172
33. アスリート教育も大事だけど…，その前に生活習慣の見直しを!!　178
34. 障がい者スポーツは，まだまだこれからが面白い!!　189

第1部 スポーツリハビリテーション

/Chapter 1/
スポーツリハビリテーションとは

/Chapter 2/
スポーツ外傷・障害のクリニカルリーズニング

/Chapter 3/
スポーツ外傷・障害の管理・治療

/Chapter 4/
エクササイズ，トレーニング指導

/Chapter 5/
スポーツ復帰

/Chapter 6/
高齢者のスポーツリハビリテーション

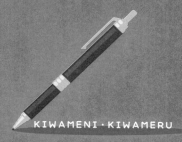

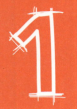

スポーツリハビリテーションとは

極める1　まずは，スポーツの汎用性と価値観を認識する
極める2　アスリートに寄り添い，スポーツのバリューを
　　　　 シェアする
極める3　スポーツリハの合言葉は
　　　　「アスリート・ファースト」
極める4　「やりすぎ」と「やらなさすぎ」のバランスを
　　　　 考えながら，最後まで付き合う
極める5　「熱意」と「理解」で，「経験」を補う

極める1 ≫ まずは，スポーツの汎用性と価値観を認識する

突然ですが，みなさん

スポーツの語源や意味を正しく説明できますか…？
スポーツの価値について考えたことはありますか…？

スポーツリハビリテーション（スポーツリハ）専門職でも，「もちろん！」と自信満々でいい切れる人は意外と少ないでしょう．私もスポーツの知識をすべて記憶し，スポーツの価値について哲学者のように語ることは到底できません．しか

し，ある程度の知識と考えをもつことで，アスリートや関係者との会話に深みが増します．

> 「**sports**」の語源には諸説ありますが，ラテン語の「**deportare**」に遡り，「**荷を担わない，働かない**」という意味があります．これが古フランス語の「**desporter（気晴らし，楽しみ）**」となり，英語の「**sports**」になったといわれています．つまり，もともとの語源からすると，労働の対義語，労苦からの解放や気晴らしを意味しています．私はここにスポーツの価値の真髄があると思うのです．

17～18世紀になると，貴族の遊びである狩猟，競馬，カードゲーム，歌劇・合奏などもスポーツに含まれるようになりました．19世紀には，筋肉的キリスト教運動（愛国的責任感，男らしさ，運動を通じた心身の美，チームワーク，規律，自己犠牲を強調した運動）や，運動競技による人格形成が論じられ，労働階級によるスポーツの大衆化が進みました．

さらに近代になると，スポーツは各競技連盟のルールに則って運営され，娯楽性よりも記録の更新や比較をよしとするようになり，日本でも健康のためにスポーツが推奨され，現在のように定着したといわれています．しかし，その根底には，

「娯楽」としてのスポーツの命脈があり
その価値観は多様に発展している

点（＝「スポーツの汎用性」）を踏まえる必要があります．事実，スポーツには，「競技スポーツ」「障がい者スポーツ」「マリンスポーツ」「ウィンタースポーツ」「マインドスポーツ」などさまざまな分類があります（表1）．

「スポーツ＝体を動かすこと，汗をかくこと」とイメージする人が多いかと思いますが，表1のように，記憶力や判断力など頭脳を使う**マインドスポーツ（頭脳スポーツ）**も，スポーツです．実際，2018年アジア大会ではボードゲームの「チェス」が公式競技として行われました．

表1 スポーツの分類
● 競技スポーツ/レクリエーショナルスポーツ
● 個人スポーツ/チームスポーツ
● 障がい者スポーツ/アダプテッド・スポーツ
● プロフェッショナルスポーツ/アマチュアスポーツ
● ウォータースポーツ，マリンスポーツ
● ウィンタースポーツ
● 生涯スポーツ
● マインドスポーツ（頭脳スポーツ）
● ボールスポーツ（球技）
● 武道
● モータースポーツ
● eスポーツ

　また，テレビゲーム，プログラミング，GPS，ドローンなどの電子機器やコンピュータを用いた「**エレクトロニック・スポーツ (electronic sports：e スポーツ)**」が近年話題です．潜在的な愛好者の多さや，多額の資金をもつスポンサーを背景に，世界中で驚異的な広がりをみせています．「テレビゲームなんて，スポーツじゃないでしょう?!」と思われる方もいそうですが，前述のスポーツの歴史の流れを知っていれば「多様性 (汎用性) こそがスポーツである」と納得できると思います．例えば，障害ゆえに日常的な身体運動や外出が困難であっても，e スポーツであれば，**コントローラーを操作することで，バドミントン，サーフィン，スノーボード，クライミングなどのスポーツができ，障害の有無にかかわらず純粋に勝敗をかけたプレーができる**のです．すなわち，

スポーツの形態を問わず，そこに価値がある

といえるでしょう (図 1)．

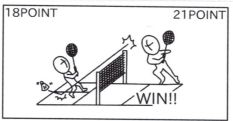

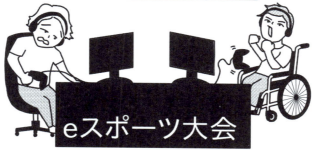

図1　eスポーツには無限の可能性あり

極める2 ≫ アスリートに寄り添い，スポーツのバリューをシェアする

日本では，今後数年にわたって

- 2019年にラグビー・ワールドカップ
- 2020年にオリンピック・パラリンピック競技大会
- 2021年にワールド・マスターズゲーム
- 2026年にアジア大会

と，国際的なメガイベントが目白押しです．日本はホスト国としてスポーツを理解し，アスリートやその家族，関係者を迎える役割を期待されています．ここで特に大切なのが，

「スポーツの価値」を理解すること

です．一般的にはスポーツの価値の捉え方は人それぞれでよいと思いますが，スポーツリハ専門職としては一度じっくり考え・認識しておく必要があります．国際オリンピック委員会のトーマス・バッハ会長も，「**バリューをもたないスポーツは，ただのエンターテインメントに過ぎない**」（文部科学省主催スポーツ文化フォーラム，キーノートスピーチより）と述べています．ちなみに私は，スポーツリハのファーストステップでは，

アスリートや関係者に寄り添い 彼らのスポーツの価値を理解し，共有する

ことが大事と考えています．このプロセスをすっ飛ばして，症状や機能障害の改善，パフォーマンスの向上，競技への早期復帰ばかりに執着すると，**スポーツリハの過程で，アスリートの自己管理能力，コンプライアンス，モチベーションに限界が生じやすいのです**．なので，

> - 君にとってスポーツとは？
> - なぜスポーツをしたいのか？
> - こんなにつらいリハを乗り越えて，なぜ復帰したいのか？
> - スポーツを通じて将来どうなりたいのか？

と，アスリートに問いかけることが必要です．アスリート自身がこの問いをはっきり認識していないことも多いため，「えっ…？　考えたことない…（汗）」という反応が返ってくるかもしれません．しかし，**スポーツの価値について一緒に考える機会を設けることは，外傷・障害を専門とするスポーツリハ専門職の重要な役割の1つなのです**．「あなたにとって，スポーツを行うことの価値とは何か…？」をアスリートに改めて自問自答してもらうことで（苦手なアスリートも多いですが），リハに取り組むモチベーションが格段に能動的になることを私は多く経験しています．

COLUMN 1
「トップアスリートの担当スポーツリハ専門職は万能」に根拠なし

みなさん，トップアスリートをみているスポーツリハ専門職は「すべてのアスリートで結果を出せる」と思っていませんか…？　否定はしませんが，私はその根拠は乏しいと思っています．確かに，ナショナルレベルやプロレベルのアスリートをみるには，相当な知識，技術，経験を要します．ただ，だからといって年に数回スポーツをする方，運動経験が乏しいジュニアアスリート，高齢のスポーツ愛好家においても，「スポーツ復帰」「パフォーマンスアップ」といった結果をうまく出せるかというと，それほど単純ではありません．これまでプロアスリート，オリンピアン，パラリンピアンからスポーツ愛好家までを数多く担当してきましたが，そのことを実感します．

例えば，バレーボールのプレー中に膝前部痛（anterior knee pain）を訴えるプロアスリートとバレーボール愛好家の両者に「スクワットをみせてください」と依頼すると，プロアスリートはたいてい理想的なスクワットがすぐにできます（微妙な左右差や代償運動の問題があり，これはこれで難しいのですが…）．一方，愛好家のなかには関節や筋に過度な負荷がかからない理想的なスクワットをそもそも理解していないことも多く，驚くような姿勢やアライメントを観察することも少なくありません（図2）．

そのような方に口頭で「もっと正しいスクワットをしてください」といっても改善は容易ではなく，骨盤の前傾などを手で誘導してもなかなか改善されません．指導すればするほど，不自然で過負荷のかかるスクワットパターンになることもあります．また，プロアスリートの周りにはプロのスポーツリハ専門職が複

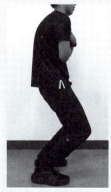

図2　スポーツ愛好家の驚くべきスクワット姿勢
体幹前傾不足，腰椎屈曲，股・膝関節屈曲不足

数おり，多職種連携によるサポートが可能ですが，愛好家はそうはいきません．

高齢のアスリートや愛好家は，若年者と違い，加齢の影響で治癒，適応，患部外代償機能に限界があります．それを理解せずに若年アスリートと同様にケアや指導をすると，結果が出せないばかりか，症状が悪化することもあるのです．受傷後の安静の重要性も比較的高くなります．

適切な運動の経験が乏しい方や運動指導を受けた経験が乏しい方，高齢者のスポーツリハにはプロアスリートとは異なる特異的な難しさがあるのです．このような方に過不足のない口頭指示やフィードバックを駆使して，症状につながる不良動作パターンを段階的，効率的に改善させ，習慣化させることができるのもスポーツリハ専門職には重要なスキルであると思います（図3）．

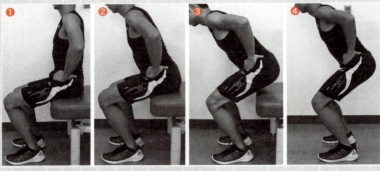

図3　理想的なスクワットを獲得させるためのステップ
①端坐位姿勢修正，②端坐位体幹・骨盤前傾　効果的な指示「骨盤や腰に手を当てて」，③起立・着座動作　効果的な指示「股関節に手を挟んで」，④理想的なスクワットの完成！

極める3 》 スポーツリハの合言葉は「アスリート・ファースト」

「rehabilitation（リハビリテーション）」の語源は，「re（再び）」＋「habilis（人間としてふさわしい状態）」を組み合わせたラテン語であり，**再び人間としてふさわしい状態に戻る・戻す**という意味があります．日本ではリハビリやリハ，英語圏ではrehab（リハブ）の略称が使われています．リハの主な目的を単刀直

第1部　スポーツリハビリテーション

入にいえば，

心身に障害をもった方の機能・能力向上と社会復帰

です．病院やクリニックで行われる急性期や術後の一般的なリハは，メディカルリハとも呼ばれます．

　一方，スポーツリハは，スポーツやアスリートのためのリハビリテーションを意味し，

「sports rehabilitation
スポーツリハビリテーション（スポーツリハ）」
＝
「athletic rehabilitation
アスレティックリハビリテーション（アスリハ）」
＋　「reconditioning（リコンディショニング）」

極めに究める
Point 1

の概念を含みます．つまり，スポーツリハの主な目的は，スポーツ活動中に外傷・障害を負ったあとに，

日常生活自立や社会復帰の先にあるスポーツ活動へ，再受傷を予防しながら安全に早く復帰する（復帰させる）

ことにあります．外傷・障害が治癒したあとに元の体力や，パフォーマンスを取り戻すための自己管理やトレーニングによる調整「reconditioning（リコンディショニング）」もスポーツリハに含まれます．ちなみに，「condition（コンディション）」とはピークパフォーマンスの発揮に必要なすべての要因を指し，「コンディショニング」とはこれらの要因を調整し整えることと定義されています[1]．

● **スポーツリハにかかわる専門職**

　スポーツリハにかかわる専門職はさまざまであり，理学療法士（PT），アスレ

第1章　スポーツリハビリテーションとは（*009*）

ティックトレーナー，スポーツドクターなどがチームとなって医療機関，トレーニング施設，スポーツ現場などで活躍しています（表2）.

　これらの専門職は，それぞれ得意とする知識・技術の分野が異なります．スポーツリハでは，それぞれの専門職が各自の領域を十分に理解し，互いの専門性・職域，立場を尊重し合い，あくまで「**アスリート・ファースト（選手第一）**」で物事を議論し，協力する姿勢がとても重要になります.

表2　アスリートのスポーツ復帰をサポートする専門職とその得意分野

職種名	得意分野
● 理学療法士	痛みの緩和，急性期や手術前後のケア，基本的な身体機能と運動パターン
● アスレティックトレーナー	応急処置，スポーツ動作スキルと心肺機能
● スポーツドクター	応急処置，手術
● スポーツデンティスト	口腔，顔面領域の応急処置，手術，マウス・フェイスガード
● 柔道整復師	脱臼・骨折の整復
● 鍼灸師	痛みの緩和
● コンディショニングコーチ	パワー・敏捷性，心肺機能，栄養
● スキルコーチ	テクニック，戦術
● 義肢装具士	装具，義肢，補助具
● スポーツ栄養士	食事，サプリメント
● スポーツメンタルトレーニング指導士	心理サポート
● スポーツファーマシスト（薬剤師）	アンチ・ドーピング規則に関する管理・指導

　スポーツリハ現場における私の経験では，専門職が「アスリート・ファースト」を見失い，自己主張や利己行動に走っているときほど，意見の不要な対立が生じやすかったです．意見対立のすべてが悪いわけではありませんが，そのような状況になったときは「アスリートにとって真に大切なことは…？」と自問自答してみてください．きっと思考がシンプルになり，解決策がみつかることでしょう.

　一方，アスリートにとっては，自身のスポーツリハの段階や目的に合わせて，「専門職のなかで，誰に相談するべきか…？」を理解しておくこともスムースな復帰に向けて重要な点です.

> - 「動作異常のスクリーニングならあの人」
> - 「手術のことならあの人」
> - 「疲労の軽減ならあの人」
> - 「痛みの改善ならあの人」
> - 「メンタルや睡眠の問題ならあの人」

　トップアスリートであれば，身近に知識や経験が豊富な専門職が複数いますが，その他のアスリートでは，たまたま身近にいるか自分で探した専門職を頼るしかありません（私も高校陸上部員時代はそうでした）．そこで，スポーツリハ専門職には「何でもお任せください！」という度胸と広い見識に加え，**中立的な立場でアスリートと情報を共有したうえで，多職種で連携し，必要に応じて他の専門職に紹介する姿勢**も重要になります．

COLUMN 2
遠回りも意外と役立つ

　「相澤先生は学生時代からスポーツリハ分野を志望していたのですか？」「どうやってスポーツリハ専門の部署で働くようになったのですか？」と学生生や大学院生から聞かれることがあります．私は，いつもこう答えます．

　「**そのときそのとき，自分に求められていることをコツコツやってきたら，自然にこうなっちゃいました**」と．

　「スポーツリハを専門にしたければ，少しでも早くスポーツのみの領域に進んだほうがよいですか？」　その答えは，「Yes」でもあり「No」でもあります．「はっきりしなさい！」なんて叱らないでください．これが理学療法士（PT）のライセンスを取って，20年たった今の私の正直な答えなのです．

　私自身，確かにスポーツは好きでしたが，学部生時代からスポーツリハ領域のみで力を発揮しようとは思っていませんでした．最初に就職した大学病院では，スポーツ外傷・障害の患者もいましたが，運動器疾患・外傷，脳卒中，神経疾患，呼吸循環器疾患，小児疾患，切断者など多種多様な病態の患者のリハを8年間担当しました．特に努力量に差をつけていたわけではありませんが，整形外科の医師らと時間をともにすることが徐々に増え，下肢疾患やその術後のリハを多

く担当するようになり，臨床の疑問を解決する研究法を学ぶため，夜間の大学院で修士号を取得しました．

それから5年間，整形外科理学療法の科目責任者として大学教員をしながら，週1日大学病院で股関節症やグローインペイン（鼠径部痛症候群）のケアをするという日々を過ごし，その間に博士号を取得しました．

2012年，現所属のスポーツ医学診療センターの開設スタッフのお話をいただき，今日に至ります．「自分の専門をこの分野にしよう！」と自ら決めたというよりは，最初の質問への答えどおり，職場で最も求められる（必要とされる）ケアや研究をコツコツやってきただけで

す．でも，スポーツリハを専門とする今の職場でも，骨折・脱臼などの重度外傷や，神経・内部障害を含めた術後合併症，四肢切断などにも対応できるのは，過去の経験があるからです．スポーツリハ分野のトップリーダーといえる方々に聞いてみても，卒後すぐに「この道を専門としたわけではない」という方が少なくありません．

個人的な意見ですが，学部を卒業したら一度，大学病院や総合病院で，運動器疾患にこだわらず，他の領域のリハも多く経験したほうが，一見遠回りにみえても**「スポーツリハを極めに・究める近道」**なのではないかと感じています．

極める4 ≫ 「やりすぎ」と「やらなさすぎ」の
バランスを考えながら，最後まで付き合う

では，スポーツ外傷・障害[*1]から競技復帰に向けたプロセスをざっくりみていきましょう．まず，競技復帰に向けたスポーツリハでは，外傷・障害からの回復過程を把握することが不可欠です．アスリートにわれわれの指示を守ってもらい，

患部に過度なストレスをかけない
（やりすぎない）

ことが症状軽減への最重要ポイントです．一方，**長期間の過度な安静（やらなさ**

[*1] スポーツ外傷：1回の過度な外力により身体の組織が損傷し，急性の症状が生じる（いわゆるケガ）
スポーツ障害：外力のくり返しにより徐々に身体の組織が損傷・変性し，慢性の症状が生じる

すぎ）は身体機能や体力が低下する**廃用症候群（disuse syndrome）やコンディション低下**につながります．そのため，アスリート個々の回復段階を考慮し，適度な負荷をかけながら治癒やリモデリングを促すことが大切です．予防的・予測的視点や，ときに直感を頼りながら「やりすぎ」と「やらなさすぎ」のバランスをとるというのは意外と難しく，スポーツリハ専門職の腕のみせどころといえます．私も最初は，個々のアスリートの性格などを考慮しながらバランスをとるのに苦心し，症状の増悪や復帰の遅れなどの苦い経験をしました．

● スポーツリハのフロー

　スポーツリハでは，次のフローが理想になります．

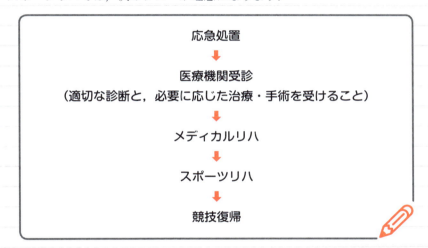

　上記のフローをもっと具体的に説明したのが図4です[2]．このように適切なタイミングで速やかに進めていくのが理想です．管理・治療，エクササイズ・トレーニング，練習・試合参加のレベルを次のステップへと進める際は，客観的な指標・基準や，過去の症例経験に基づいて総合的に判断していきます（これがなかなか容易でない！）．例えば，私が所属しているスポーツ医学診療センターでは，膝前十字靭帯再建術（anterior cruciate ligament reconstruction）後にジョギングを開始する際は身体機能などを数値化して，基準をクリアしたあとに許可・推奨しています（表3）．

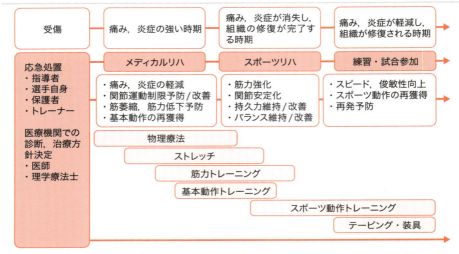

図4 スポーツ外傷・障害発生からスポーツ復帰までのステップ［文献2）より］

表3 膝前十字靱帯再建術後にジョギング開始を判断するためのテストと基準

● 術後経過月数	3カ月以上
● 膝関節腫脹	ストロークテスト0〜1+
● 膝伸展可動域	0°（非術側伸展制限例は左右差なしが目標）
● 膝伸展筋力LSI	65%↑
● 膝屈曲筋力LSI	65%↑
● サイドブリッジ保持時間	両側とも中間位保持可能
● 片脚スクワット能力	明らかなマルアライメントなく 膝屈曲70°以上で可能
● 25 cmステップダウンテスト	膝前部痛なく可能
● ジョグ動作	マルアライメントなし 痛みなし，滑らかな膝運動

LSI：limb symmetry index

　スポーツリハの内容としては，PRICES（5章）*2や患部保護などの自己管理指導とともにエクササイズ・トレーニング指導，補装具調整などが行われます（表4）．エクササイズやトレーニングの詳細な方法や負荷（強度，回数，時間，頻度）はスポーツ外傷・障害のタイプ，重症度，回復過程や，アスリート個々の

第1部　スポーツリハビリテーション

自己管理能力，症状，身体能力，参加競技，練習・試合環境・スケジュールなどに合わせて，その都度選択し，微調整していきます．

表4　スポーツリハで用いられる治療・指導，エクササイズ・トレーニング

- 活動コントロール，生活指導
- PRICES
- 物理療法（電気，超音波，水圧などの物理的刺激）
- 徒手療法
- ストレッチング
- 神経筋コントロールエクササイズ
- ストレングストレーニング
- スタビライゼーションエクササイズ
- バランスエクササイズ
- プライオメトリックトレーニング
- アジリティトレーニング
- 基本動作トレーニング
- 競技動作トレーニング
- テーピング，装具
- インソール
- 杖，車いす調整

アスリートが普段から行っているエクササイズにおいても，代償運動のコントロールや環境の利用法によって効果がまったく異なるため，専門家の目で定期的にチェックし，指導すべきです．術後早期では，手術で固定・修復・再建された部位に過度なストレスをかけないことが不可欠であり，アスリートが自己判断でリスクをともなうトレーニングを行うことがないように事前に指導しておきましょう．

例えば，レッグエクステンション（図5）は大腿四頭筋の強化を目的にアスリートが普段からよくやるトレーニングですが，膝前十字靱帯再建術後の早期にくり返し行うと再建された靱帯に過度なストレスがかかることがあります．アスリートはそんなことは知りませんから，できれば手術前に禁忌事項を含めてしっかり説明しておくべきです．

---

*2　PRICES：Protection（保護）・Rest（安静）・Icing（冷却）・Compression（圧迫）・Elevation（挙上）・Stabilization（固定）の頭文字を取って「PRICES」．スポーツや一般外傷時の応急処置の総称．医療機関の受診前に外傷の現場で行う処置で，外傷治療の第1段階．適切なPRICESにより治癒が促進され，日常生活動作の獲得やスポーツ復帰が早める．

第1章　スポーツリハビリテーションとは（015）

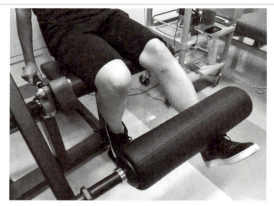

図5　術後早期のレッグエクステンションにはご注意

● メディカルリハ

　メディカルリハは術直後の全身状態チェックから始まります．膝靱帯再建術後の場合，当院では当日もしくは翌日から病室でリハを開始しています．まずは，意識，バイタルサイン，呼吸状態をチェックし，点滴，尿道カテーテル，PCA[*3]などのライン類を確認します．次に深部静脈血栓症や肺塞栓予防のため，足・足関節自動運動をこまめに行うように指導します．足関節を強く背屈・底屈すると，膝や股関節の周囲筋も活動するというメリットもあります（思いっきり足を背屈してみてください．大腿四頭筋が活動してしまうでしょ？）．術後は痛みや全身状態不良のために早くて浅い上部胸郭呼吸になりやすいため，呼吸パターンを確認して，ゆっくりとした深い腹式呼吸を指導しておきます．また，術側下肢の挙上位でのポジショニングが適切かもチェックしておきましょう（腓骨神経が圧迫されていると腓骨神経麻痺になってしまうかもしれません）．

　このようにスポーツリハとは，外傷・障害発生や手術の直後から始まり，実際にもとのスポーツに復帰するまでの一連のプロセスのことを指します．それは，アスリートにとってもスポーツリハ専門職にとっても長い長い道のりです．ス

[*3]　PCA：patient-controlled analgesia（自己調節鎮痛法）．希釈した麻酔薬を持続的に静脈内，まれに硬膜外腔へ注入器によって注入する疼痛管理法で，一定の量で痛みがとれない場合，あらかじめ設定された麻酔薬量を，あらかじめ設定された投与間隔で，自己投与できるポンプで注入できる

ポーツリハ専門職には，この「スポーツリハ・長期トリップ」をアスリートととも
もに最後まで付き合う覚悟が必要です．当然ですが，問題なく進むケースばかり
ではありません．辛い過程をアスリートとともに前向きに受け入れる懐の深さも
必要でしょう．

極める 5 ≫ 「熱意」と「理解」で，「経験」を補う

　最後になりますが，スポーツリハを専門にするには，やはりスポーツ好きや経
験者であるほうがよいのでしょうか…？　それはもちろん，

スポーツが好きな人やスポーツ経験者のほうが有利です

　スポーツ外傷・障害を経験しているスポーツリハ専門職であれば，アスリート
特有の悩みに共感しやすいのは確かです．これは間違いありません．私自身も陸
上競技をやっていてケガや手術を何度も経験しました．その経験が今，スポーツ
リハ専門職としての姿勢やモチベーションに大いに役立っています．ですが，
「スポーツ好きや経験者でないと，絶対にスポーツリハ専門職にはなれないので
しょうか…？」，これが最後のお題です．

　まずスポーツリハでは，スポーツ活動中に発生した外傷や障害を対象とするわ
けですから，アスリートが復帰を希望しているスポーツの知識をある程度知って
いる必要があります．つまり，スポーツリハ専門職を目指す人は，そのスポーツ
を全般的に聞いたことがあって，

プレーの様子をイメージできる程度の知識

は必要です．スポーツリハ開始時には，アスリートの医学的情報を整理しなが
ら，彼らが参加している（復帰を希望する）スポーツの種目，ルール，ポジショ
ン，道具，シーズンなどを調べ，ある程度詳しくなることから始めます．もとも
と自身でスポーツ歴があって知識があるスポーツリハ専門職ならよいのですが，

そうでない場合はアスリートと対面する前に，その都度各アスリートが参加しているスポーツを勉強し，はっきりしない点は，アスリートに直接聞いてしまいましょう（1～10まで聞くという意味ではありません）．

アスリートは自分のことを知ってくれている（知ろうとしてくれている）姿勢に触れると心を開いてくれるものです．「スポーツの特徴を知る」という努力を怠り，知ったような顔でスポーツリハを進めてしまうと，再受傷予防やパフォーマンス向上のためのコミュニケーションやアイデアに「限界が生じやすい」のです．

2つの問診パターン

ここで，試合で膝外傷を負ったアスリートへのスポーツリハ専門職の2つの問診パターンをみてみましょう．よく読んで，何のスポーツかも考えてみてください．

● **パターン1：スポーツリハ専門職Aの場合**
　　A：「どうやってケガしたんですか？」
　　アスリート：「右組みで大外をかけようとしたら返されて膝を捻りました」
　　A：「はぁ…．じゃあ，とりあえず膝をみてみましょうか」

● **パターン2：スポーツリハ専門職Bの場合**
　　B：「どうやってケガしたんですか？」
　　アスリート：「右組みで大外をかけようとしたら返されて膝を捻りました」
　　B：「なるほど．大外への入りや引き付けが甘かったんですかね…？　得意技は大外以外にありますか？　どうすれば返されずに済んだと思いますか？」
　　アスリート：「確かに引き付けが甘かったです！　じつは，内股も得意なんです」
　　B：「なるほど．それが再受傷予防のヒントになるかもしれませんね！

では，経過や今後の試合日程などを確認してから，膝の状態をチェックしていきますね」

アスリートにとってＡとＢどちらが信頼できるスポーツリハ専門職なのか，誰でもわかりますよね…？　「右組みって何？」「大外ってどんな技？」という反応や表情をすれば，「さてはこの人，柔道のことを何も知らないな…？」とアスリートは当然不安になります．そう，受診パターン１と２の患者がやっているスポーツは「**柔道**」ですね．

● アスリートアイデンティティレベル

「アスリートのアイデンティティレベル」を尊重する姿勢も重要です．これは，競技レベルの高いトップアスリートのみを尊重するという意味ではありません．**「アスリートは各レベルにおいて，その個人がプライドをもって競技に参加するため，その気持ちを尊重する**」という意味です．アスリートアイデンティティとは，アスリート自身が「自分をどの程度アスリートだと自負しているか」ということであり，このレベルを 49 点満点で数値化するスコアのことです（図６）．

競技者アイデンティティスコア　　　　スポーツ医学診療センター

氏名：　　　　計測日：

以下の７つの質問に対して「まったく違う」から「まったくその通り」まで，当てはまるものに○をつけて下さい

	まったく違う	かなり	どちらかというと	どちらともいえない	どちらかというと	かなり	まったくその通り
1　私は，自分のことを競技者（アスリート）だと思う							
2　私には，スポーツに関する目標がいくつもある							
3　友人には，スポーツ競技者が多い							
4　スポーツは，私の生活の中で最も大事なものである							
5　他の何よりも，スポーツについて考えている時間が長い							
6　スポーツでうまくいかないときは，自分のことが嫌になる							
7　もし怪我をしてスポーツができなければ，とても落ち込むだろう							

まったく違う＝1点　～　まったくその通り＝7点

計　　点

萩原ら，2013 をもとに作成（2016/12/19）

図６　アスリートアイデンティティスコア

例えば，市民ランナーも自分で決めた目標を達成するために，食事バランスやコンディショニングへの高い意識をもって日々生活しています．どんな競技レベルのアスリートでも，スポーツリハ専門職が「趣味レベル」などというレッテルを貼り，自尊心を傷つけるような危機感のない対応はご法度です．アスリートに悔しい思いをさせるような姿勢は，プロとはいえません．

　スポーツリハ専門職がアスリートに敬意を払い尊重する姿勢や言動を身につけていないと，アスリートや関係者は信頼も尊敬もしてくれません．必然的にわれわれの指導に従ってくれなくなります（スポーツリハ専門職は，これを**「従順性」**
「コンプライアンス」といいます）．さらには，質問に対して本当のことを教えてくれなくなることすら出てきます．
　つまり，スポーツリハ専門職は「競技レベル」とともに，「アスリートアイデンティティレベル」を十分に考慮して，個々に対応することが大切というわけです．

　ここで，最初のお題に戻ります．「スポーツ好き・経験者でなければ，スポーツリハ専門職は務まらないのでしょうか…？」，誰しもすべてのスポーツを覚えることも，世の中のあらゆるスポーツを経験することも不可能です．あるいは，聞いたことのないスポーツのアスリートがあなたの元を訪れることもあります．そういう場面に遭遇したら，「このケガを予防するために，受傷状況やあなたが復帰を希望しているスポーツについて詳しく知りたいんだ！」という

熱意を真剣に率直に伝える

ことが最も重要です．アスリートは「この人は本気だな」と信頼し，治療や再受傷予防に役立つ情報やヒントをきっと与えてくれるはずです．まさに，

師は患者

「患者に教わる姿勢」も基本の1つなのです（図7）．スポーツリハの基本の「キ」は，「経験」と「知識」だけでなく「尊敬・共感・信頼」だということは，もうおわかりですね．本書はまだ始まったばかり．これから具体的な方法を解説していきます！

第1部 スポーツリハビリテーション

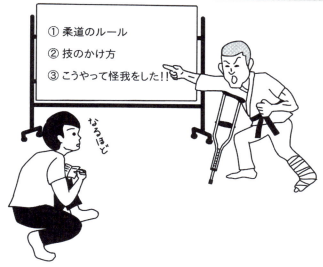

図7 本当の師は患者

COLUMN 3

スポーツリハの知識・技術は一般のリハにも大いに役立つ

　スポーツリハでは，症状や機能障害の原因が「スポーツ動作のパターンやアライメントにないか…？」を探る必要があります．このため「片脚スクワット」「ジャンプ着地」「ランニング」「カッティング」「スローイング」「スウィング」「キャッチング」などを毎回チェックするのですが，動作も速く，普段からトレーニングして慣れていないと，左右差や過度・過少を見抜くことは容易ではありません．

　ですが，日常的にアスリート患者の動作を分析していると，クリニカルパターンが頭に入り，目も慣れてきて1〜2回動作をチェックすれば，その異常をスクリーニングできるようになります（一応，動画でも確認します）．そうすることで，「寝返り」「立ち座り」「歩行」といった**基本動作**や，「食事」「更衣」といった**日常生活動作 (activities of daily living：ADL)** の分析も比較的楽になることがあるのです（もちろん，神経系の問題からくる動作パターン異常の観察には神経系の知識と経験を要します）．つまり，

第1章 スポーツリハビリテーションとは (021)

- 「歩行中の体幹の側方傾斜角度が非対称で右側が過大だな」
- 「立ち上がりで骨盤が左に回旋し，右膝がより前に出ているな」

などの問題点を短時間で効率的にチェックできるようになるのです．

　着地直後の toe-out や toe-in といったつま先の向きは，膝前部痛，ACL 損傷・半月板損傷，足関節捻挫，腸脛靱帯ストレス症候群などの下肢スポーツ外傷・障害のリスク要因とされています[3)4)]．この理由を解剖・運動学，バイオメカニクスの面で理解し，比較的高速度のスポーツ動作で観察，修正できるようになると，例えば，股関節症，膝関節症，関節リウマチ，外反母趾などの一般的な運動器疾患でも応用できるようになります（図8）．

　スポーツ医学に関連する文献は，スポーツ外傷・障害以外の運動器疾患や術後にも十分応用できます．運動器疾患における動作パターンと症状との関連性に関する論文を調べてもヒットしない場合は，スポーツ外傷・障害に関する論文を読んでみると，大きなヒントが得られるかもしれません．例えば，ジャンプして着地した直後の垂直床反力の大きさや速さは膝スポーツ外傷のリスク要因ですが，膝関節症患者の歩行や階段下りに当てはめてリスクをコントロールするのに役立ちます[5)〜7)]．

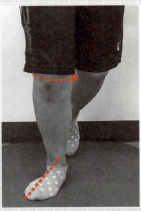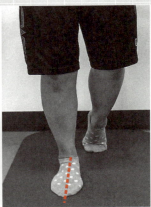

図8　スポーツ外傷・障害のリスク要因に関する知識の運動器障害への応用例
片脚着地中の膝の外反（valgus）や toe-out は，ACL 損傷や内側側副靱帯損傷のリスク要因．これらについて運動連鎖を考慮しながら外側型膝関節症や関節リウマチによる外反膝に当てはめ toe-out コントロール指導を行う

（相澤　純也）

極めに究めると，こんなことができる！

1. スポーツの語源を知ることで，スポーツの価値（真髄）を理解できる
2. アスリートに自問自答させ，モチベーションを高めることができる
3. スポーツリハの概念を知り，専門職が連携すれば，「アスリートファースト」を実現できる
4. 「やりすぎと」と「やらなさすぎ」のバランスを重視して，外傷から競技復帰までのプロセスを描ける
5. スポーツ未経験者でも「知る姿勢」と「共感」で「結果」を導ける

● 文献

1) 小林 寛和編：アスリートのリハビリテーションとリコンディショニング〈下巻〉プログラミングの実際と手法の活用―リスクマネジメントに基づいたアプローチ（Skill-Up リハビリテーション＆リコンディショニング）．文光堂，2012 年.
2) 一般社団法人日本スポーツ医学検定機構編著：スポーツ医学検定 公式テキスト．東洋館出版社，2017 年.
3) Kristianslund E, Faul O, et al: Sidestep cutting technique and knee abduction loading : implications for ACL prevention exercises. Br J Sports Med 2014 ; 48 : 779-83.
4) Koshino Y, Ishida T, et al: Toe-in landing increases the ankle inversion angle and moment during single-leg landing : Implications in the prevention of lateral ankle sprains. J Sport Rehabil 2017 ; 26 : 530-5.
5) Dai B, Butler RJ, et al: Using ground reaction force to predict knee kinetic asymmetry following anterior cruciateligament reconstruction. Scand J Med Sci Sports 2014 ; 24 : 974-81.
6) Luc-Harkey BA, Franz JR, et al: Real-time biofeedback can increase and decrease vertical ground reaction force, knee flexion excursion, and knee extension moment during walking in individuals with anterior cruciateligament reconstruction. J Biomech 2018 ; 76 : 94-102.
7) Hunt MA, Birmingham TB, et al: Associations among knee adduction moment, frontal plane ground reaction force, and lever arm during walking in patients with kneeosteoarthritis. J Biomech 2006 ; 39 : 2213-20.

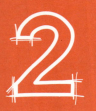

スポーツ外傷・障害のクリニカルリーズニング

極める1 SOAP・クリニカルパターン・リーズニングで，受診前に原因を推察する（膝靱帯損傷）

極める2 アスリート自身の「リーズニング」と「身体機能把握力」が結果を左右する（ジャンパー膝）

極める3 多面的なリーズニング・評価・試行的治療が結果につながる（ハムストリングス肉離れ）

極める4 検査・テストを駆使してほんのわずかな問題をスクリーニングすべし

極める1 ≫ SOAP・クリニカルパターン・リーズニングで，受診前に原因を推察する（膝靱帯損傷）

「クリニカルリーズニング（clinical reasoning，臨床推論）[*1]は実際にアスリートと会ってからが勝負！」と思っていませんか…？　もちろん，対面した後の評価や治療が重要であることはいうまでもありませんが，

[*1] クリニカルリーズニング，臨床推論：クライアントとその家族，他の医療チームメンバーと共同し，臨床データやクライアントの意思/希望，専門知識から導き出された判断などをもとに，治療の意義，到達目標，治療方針などを構築するプロセス.

クリニカルリーズニングは
アスリートに会う前から始まっている

のです．そのときの状況にもよりますが，私は，スポーツに関する情報や医学的な情報を

- カルテのチェック
- 他職種への情報収集

というように，ある程度把握してからアスリートと対面するようにしています．こうすると，アスリートの経過や現状を推察し，症状・機能改善や再受傷予防への戦略を前もってイメージできるのです．このようなプロセスを踏むことで，実際にアスリートと対面してからの問診や評価をスムースに進められるだけでなく，同じような問診や検査をくり返して，「さっきも同じこと聞かれて答えたのに…．スタッフ間で連絡が取れているのかなー」と，不要な不安や負担をかけずに済むのです．同じ問診をするにしても，

- 「（事前に情報をまったく把握せずに）ケガした状況を一から教えてください」と聞く
- 「医師のカルテには○○のような状況でケガをしたとありますが，具体的な再受傷予防策を考えたいので，もう少しそのときの状況を詳しく教えてもらえますか？」と聞く

この「聞き方」次第で，アスリートの受け取り方や得られる情報の質はまったく違います．情報源はいくつもあります．

❶ SOAP
❷ クリニカルパターン
❸ （クリニカル）リーズニング

❶ SOAP

SOAPとは，診療記録のスタイルですが，治療に関する下記の4種類の重要な情報です．

> **S**ubjective：主観的情報・問診から得られた情報
> **O**bjective：客観的情報
> **A**ssessment：評価・統合・解釈
> **P**lan：計画・治療方針と内容

カルテの「参加スポーツ」「病歴」「診断名」「治療方針」の情報を主として，画像所見や紹介状の内容も把握してください（表1）．自分で診察記録を書く場合もSOAPに従うことが大切で，特にO（objective）にどれだけ気合を入れて書き込めるかが勝負です（図1）．改善度，アセスメント，今後の方針が不明なカルテを漫然と書いているようではスポーツリハビリテーション（スポーツリハ）専門職のエキスパートへの道のりは遠のくばかりです．

❷ クリニカルパターン

また，スポーツリハ専門職の頭の中にも情報源はあります．それは，記憶（記録）にある過去の類似症例でみられた**クリニカルパターン（clinical pattern）**です．クリニカルパターンとは，臨床でよくみられる，もしくは過去に経験した症例でみられた身体機能異常や動作異常のパターンと，これらの関連性のことをいいます．

表1　アスリートに会う前に整理しておきたい情報
- 参加スポーツ
- 所属チーム
- 問診票
- 紹介状
- 受傷状況
- 受傷後の経過
- 既往歴
- 画像所見
- 整形外科的テスト結果
- 診断名
- 医学的治療方針

第1部　スポーツリハビリテーション

> I：
> ○○高校女子バレーボール部（センター，全国レベル），手・足右利き，176cm/69kg，受傷前練習：週6回（3時間/日），試合スケジュール：春高9月〜，関東大会4月，インターハイ6月
> 現病歴：×月×日試合中のブロードスパイクの空中で体が左後方に流れて左片脚着地で膝崩れ（断裂感覚＋），翌日，○○病院でMRIでACL損傷（初回）の診断
> 既往歴：足関節捻挫右3回，左5回程度
> S：
> 歩く時にまだ痛む，怖い，膝曲げはよくなってきたが左右差あり
> O：
> 膝蓋跳動−，ストロークテスト：trace，圧痛：外側裂隙，LCL，ラックマン＋，ADT＋
> 内反ストレステスト：動揺左右差ないが左でFear＋，大腿周径：膝蓋骨直上38.5/39cm
> 膝ROM：0/130°（反対側0/155°），HHD：0，荷重位下腿傾斜：25/20°，機能的脚長差 −
> 四頭筋セッティング：good，SLR：ext lag−，25cmステップダウンテスト：NRS 0/0
> 片脚スクワット：膝最大屈曲角度65/65°，体幹同側傾斜 −/＋，骨盤対側傾斜 −/＋，valgus ＋/＋，支持側toe-out ＋＜＋
> ステップ着地：体幹同側傾斜 −/＋，骨盤対側傾斜 ＋>＋，valgus ＋/＋，支持側toe-out ＋>＋
> 立位姿勢：sway-back，大腿内旋，varus，ACL-RSI：63.3，TSK-J：32
> A：
> 再損傷リスクとしてのマルアライメント（右側も），膝屈曲制限，靱帯不安定性
> P：
> 長距離歩行時松葉杖使用，長距離歩行後アイシング，モビライゼーション（膝蓋上嚢部，膝蓋骨，腸脛靱帯，外側広筋，大腿筋膜張筋），膝屈曲保持エクササイズ，四頭筋セッティング，アライメントコントロール，術後基本自己管理・エクササイズ指導，
> ※×月×日までの再建術待機期間中に関節腫脹軽減，膝屈曲150°以上，四頭筋セッティングexcellentレベル，アライメント一部修正を目指す．週1回の外来フォロー

図1　実際のI＋SOAPカルテ

Iはinformationの略で，属性，参加スポーツ，病歴など紹介状，他部門，本人，家族，トレーナーなどから得られる情報

　クリニカルパターンを効率よく活用して，アスリートと会う前に受傷メカニズムを推察すると，症状・機能改善や再受傷予防に向けた戦略・計画をイメージできるのです．もちろん，クリニカルパターンはあくまで「イメージ」や「推察」であり，実際の問診や評価により，事前の推察を肯定もしくは否定するプロセスを怠ってはいけません．

❸ リーズニング

　次のようなスポーツごとの重要な要素を知っていて，情報を常にアップデートしていれば，現病歴や画像所見，診断情報からある程度，機能的な原因を推察することも可能です．

- 要求される動き
- 発生しやすいスポーツ外傷・障害
- 受傷メカニズム
- 疫学データ

　このような事前の**リーズニング (reasoning)** プロセスは，実際の問診やクリニカルテストを選択する時間の短縮にもつながります．

　事前の情報収集・整理を終えたら，いよいよアスリートとの対面です．私は，アスリート入室の瞬間から下記のようなチェックを行い，**症状**や**機能障害**，**受傷リスク要因**をリーズニングしちゃいます．受診は入室の瞬間から始まっているのです．

- アスリートが部屋に入ってくる（こちらに向かってくる）ときの表情や服装，姿勢，歩容，補助・補装具をチェック
- 「どうぞお座りください」といった後に，アスリートが治療ベッドや椅子に座る際の動作パターンやアライメントをチェック

　たとえば，膝内側側副靱帯損傷後のアスリートがこちらに歩いて向かってきた際に，受傷側下肢の荷重時間が短かったり，過度な toe-out が観察されたり，体幹の受傷側への側方傾斜がみられる場合には，以下のように推測できるわけです（図2）．

- まだ痛みがありそうだ
- 代償的な動作パターンがありそうだ
- 受傷や症状増悪のリスク要因としての全身的なマルアライメントも潜んでいそうだな，後でじっくりチェックしよう

　表情の観察も非常に大切です．緊張してこちらを警戒しているような表情の場合は，いきなり「どうやってケガしたんですか？」「どこが痛むのですか？」「自分で何かケアをしていますか？」などと質問攻めにするのではなく，

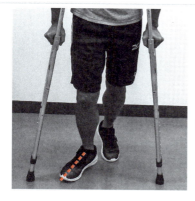

図2　膝内側側副靱帯損傷アスリートの松葉杖歩行中のtoe-out
toe-outは下腿の外旋を助長し，側副靱帯への伸張ストレスにつながる．杖歩行でこれがみられると，杖なしでの歩行や走行，方向転換でもみられるかもしれない

- 「待ち時間が長くて大変でしたよね」
- 「今日は学校が終わってから来たのですか？」

といった場の空気を和らげるような質問とともに，本人が話し始めたら，話を途中で遮らずに最後までしっかり聞きます．アスリートの率直な会話から得られる治療のヒントは多いので，よく耳を傾けましょう．なお，笑顔にはときにどんな言葉よりもコミュニケーションを促通する効果がありますので，会話の際の笑顔も大切に．

このようなアプローチの後に，外傷・障害の発生状況・経過，既往歴を本人に直接聞きながら原因をさらに絞り込みます．ここで大切なのが，

最初の段階では
推察する原因を1つに限定しない

ことです．2～3個の原因を推察しておく習慣をつけておくと，その推察が実際の問診やクリニカルテストで否定されたとしても，たじろがずに次の絞り込み作業にスムースに移れます．現病歴を聞くのは，単に事実を確認するためと，機能的原因を絞り込み管理・治療やエクササイズ指導のヒントを得るためです．

情報の取捨選択や整理（専門用語でリテラシーといいます）もせずに1～10までただ情報を集め記録する「情報記録屋」にならないようにしたいものです．受傷状況の確認では，下記のような方法で，**どのように身体に過度な力学的ストレスがかかったのかを推察**していきます．

> ● 可能であればアスリートと一緒に実演する
> ● アスリートの状態を模倣し実際の状況をできるだけ再現する

　というのも，アスリート自身が考えているケガの原因が**実は原因ではなく結果であることが多いから**です．たとえば，ハンドボールのジャンプシュート後の着地における**膝前十字靭帯（anterior cruciate ligament：ACL）損傷**の場合，膝くずれや，下腿の外旋はACL断裂の前ではなく後に生じている可能性があり，足が地面に着地する前（空中時期）から膝の屈曲角度が浅いまま，そこに過度な着地衝撃が加わって膝が内旋することでACLが断裂しているパターンが多いのです[1]．

　さらに，その前に起こる「体幹が後ろに傾きハムストリングスに対して大腿四頭筋の活動が優位になりやすい状況」や，「体幹が着地下肢側に過度に傾斜し重心線が膝の外側を通過し膝が外反しやすい状況」が原因として考えられます．また，他の選手とのわずかな接触や，接触はなくとも味方を含めた周りの選手同士の位置関係や視線の動きが，これらの姿勢不良に関係しているのです．このように，実際に受傷状況を確認する際には

> **因果の「因」を追求する視点が**
> **後々の再損傷予防アプローチの重要なヒント**

になるのです．この際に大切なのが，文献的にいわれている典型的な受傷状況や運動パターンに安易に当てはめ先入観をもつのではなく，

> **選手ごとに特異的な受傷メカニズムを**
> **捉えようとする姿勢**

です．ある程度パターン分けはできますが，「切り返しで」「膝の外側からタック

第 1 部　スポーツリハビリテーション

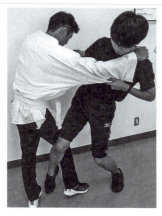

図3　柔道で膝靭帯損傷を負った選手に実際の受傷シーンを一緒に実演しながら確認している

ルされて」などと聞いただけで，すべて把握できるほど受傷の状況や原因は単純ではないので，やはり**実演しながら選手特有の受傷状況を確認すること**が大事なのです（図3）．あとは，受傷シーンの動画があれば必ずみて詳しい状況をチェックしておきましょう．

あらゆるスポーツリハの臨床でいえることは，先入観で安易に原因を推察すると

- 「外傷・障害はすべて予防できる」とスポーツリハ専門職自身が勘違いしがち
- 予防できる可能性があるとしても選手にうまく説明できず，「あの状況はしょうがなかった」「事故みたいなものだ」という選手の考えとの間にギャップが生じやすい

ということです．スポーツリハ専門職のエキスパートは以下の2つのバランスを絶妙にとっているのです．

- アスリートと対面する前の事前のリーズニング
- 対面後にその先入観にとらわれないオープンマインドな視点

第2章　スポーツ外傷・障害のクリニカルリーズニング (031)

極める 2 ≫ アスリート自身の「リーズニング」と「身体機能把握力」が結果を左右する（ジャンパー膝）

「クリニカルリーズニングは治療者だけが頑張るもの」と思っていませんか…？　実際は，アスリート自身にも積極的にリーズニングにかかわってもらうと，治療方針や到達目標の決定がよりスムースになるのです．クリニカルリーズニングの定義でも，「クライアントとの共働」が明記されており[2]，

治療者とアスリートのリーズニングプロセスは横並びの関係

にあります（図4）[3]．アスリートのリーズニングを確認せずにわれわれが一方的に問題点をみつけたと思って喜んでも，ぬか喜びとなってしまうかもしれません．

● アスリートのリーズニング：ジャンパー膝の場合

　アスリート自身のリーズニングの重要性について，ジャンパー膝のアスリートを例に説明します．**ジャンパー膝 (jumper's knee)** は**膝蓋腱症**とも呼ばれ，バレーボールなどのジャンプスポーツに参加するアスリートに多く発生することからジャンパー膝と呼ばれています．男性バレーボール選手の約50%が経験するというオーバーユース障害（使いすぎによる故障）の代表格です[4]．発生要因には内的・外的なものが複数あり，身体機能だけでなく，練習量や環境面の影響も考慮しなければ再発予防は困難です（表2）．

　23歳，社会人バレーボール選手（レフトアタッカー）が左側ジャンパー膝で来院したとします．スポーツリハ専門職はスクリーニングやテストにより，ジャンプ着地における膝蓋腱への過度な伸張ストレスにつながるアライメント不良（体幹前傾不足，膝前方位置）をみつけ，改善のためのエクササイズを指導しました．

　しかしアスリート自身が，鍛錬期のハードトレーニング中であることや，ポジションの特性上，左足着地が多いことがジャンパー膝の原因であって，体の使い方が原因だとリーズニングしていなければ，いくら踏み切りや着地の運動パター

第1部 スポーツリハビリテーション

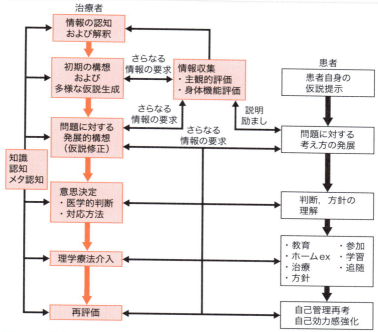

図4 治療者とアスリートのリーズニングへのかかわりは横並び [文献3) より]

表2 バレーボール選手におけるジャンパー膝の発生要因

内的要因	外的要因
● 性別（男性） ● 年齢（若年） ● 同様の既往歴がある ● 四頭筋の柔軟性不足 ● コア安定性が不良 ● 踏み切り，着地中の股関節屈曲不足，膝屈曲大 ● 踏み切り，着地中の膝外反ストレイン ● ジャンプ能力が高い ● スパイクアプローチ，着地のスキル不足	● コートのサーフェイス（硬いなど） ● 所属チームの競技レベルが高い ● ポジション（ミドルブロッカー） ● ジャンプ着地，カッティング，ピボッティング，ウェイトトレーニングの頻度，強度が過度，急激な増大 ● 休息時間の不足

ンを修正するエクササイズを継続するよう指示したとしても，コンプライアンスや効果には限界が生じますし，悪化もしうるのです．このようなケースでは，痛

第2章 スポーツ外傷・障害のクリニカルリーズニング (033)

みの経過を確認する段階で，

- 「どうして痛みが出たと思いますか？」
- 「どうすれば痛みは和らぐと思いますか？」
- 「現在のトレーニング内容・量と関係していますか？」

と聞いておくだけで，アスリート自身のリーズニングが明確になり，早い段階で治療者のリーズニングとすり合わせることができます．内的要因だけでなく，外的要因に対しても調整・修正をしやすくなるでしょう．おのずとアスリート自身も原因と痛みの因果関係に納得できるため治療効果も上がり，さらにその効果が持続しやすくなると考えます．しかし，ここで注意すべきは，

アスリートのリーズニングは，(重要だが) そのまま鵜呑みにしない

ということです．アスリートは経験的，直感的にリーズニングしていることも多く，根拠が乏しくバイアスがかかっていることも少なくありません．そこでスポーツリハ専門職は，アスリートのリーズニングが正しいのかを**情報収集や客観的評価で確かめる必要がある**のです．たとえば，

- アスリート自身が過度なトレーニング量が痛みの原因であるとリーズニングしている場合：チームトレーナーやコーチにトレーニング量を確かめる．同じチームの選手にさりげなく確認する方法もある
- アスリート自身がどちらか一方の片脚着地が多くなることが原因であるとリーズニングしている場合：実際の映像やチーム関係者から着地動作パターンの特徴を確認し，可能な範囲で実際のプレーに近い状態の動きをチェックし修正の可能性について検討する．片脚着地衝撃の非対称性もジャンパー膝の誘因の1つになるので[5]~[7]，床反力計などを用いて非対称性を実際にチェックするのも一法
- アスリート自身が再発のくり返しによる四頭筋力の非対称

> 性が原因であるとリーズニングしている場合：痛みの増悪
> に注意しながら計測機器で膝伸展筋力を数値化し LSI (limb
> symmetry index) [3] や体重比を算出し，経過をチェック
> する

　ちなみに私は，筋力を計測したら，計測値を教える前に必ず「左右差は大体
何％ぐらいだと思いますか？」と聞くようにしています．なぜかというと，アス
リート自身に

自分の身体機能の非対称性や不全への認識を高め，納得してトレーニングに取り組んでほしいから

にほかなりません．競技レベルやアスリートアイデンティティの高いアスリー
トであれば自身の筋力の左右差をぴったり当てることも珍しくありません
（1章）．一方，自身の見積もりと実際の筋力の差が大きすぎる（あるいは小さす
ぎる）アスリートは，自身の身体機能を適切に把握できていないことになりま
す．このようなアスリートでは，セルフリーズニングの妥当性をより慎重に
チェックし，スポーツリハ専門職のリーズニングとのギャップを埋めていくアプ
ローチがより大切になります．筋力以外にも，アスリート自身の身体機能に目を
向けさせ，自己修正・管理能力を高める「魔法の質問」は，下記のようにいろい
ろあります．

> - 両脚スクワット：「体幹と下腿の角度は平行になってる？」
>   「膝は足先より何 cm ぐらい前にある？」
> - 片脚スクワット：「膝の屈曲角度は今，何度？（図5）」「両肩
>   を結んだ線はどっちに何度くらい傾いてる？」
> - （体重計上での）両脚スクワット：「右と左の荷重量は半々
>   になっている？」

---

[3] LSI (limb symmetry index)：右と左，術側と非術側の筋力などの非対称性の指標．術側の膝伸展筋力が A，非術側の筋力が B とすると LSI (%) = (A/B) ×100 で算出される．

- スクワットジャンプ着地:「どちらが先に着地してる?」「踏み切りでどちらかに骨盤が寄ってない?」

　問題点をすぐに指摘せずに,一度アスリートに聞いてみてください.スポーツリハ専門職による評価結果やデータを教えるのはその後で十分でしょう.ぜひお試しください.アスリートのリーズニング能力の向上にきっと役立ちますよ.

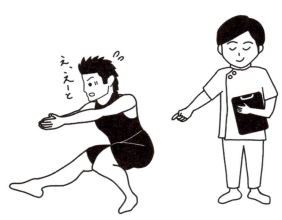

図5　まずアスリートに答えを聞いてみよう

COLUMN 4

アスリートの「はい!」と「大丈夫です!」を鵜呑みにしない

- 中学バスケットボールアスリート(足関節捻挫)の場合

リハ専門職「ここ(前距腓靱帯)押すと痛い?」

アスリート「大丈夫です!」

リハ専門職「大丈夫かどうかじゃなくて,痛いか痛くないかを教えてね.もう1回押すよ」

アスリート「やっぱり少し痛いです…」

- 高校野球アスリート(ハムストリングス肉離れ)の場合

第1部　スポーツリハビリテーション

リハ専門職「発症から1週間経ちましたね．この前話したようにランニングのような練習はちゃんと休んでる？」
アスリート「はい！　やってません！」
リハ専門職「本当？　今やってるトレーニング内容を一応詳しく教えてくれる？」
アスリート「…じつは，バンデージを巻いて走ってます…」

　彼らのように，返事はよいのですが，少し踏み込んで実際のところを確認して初めて本音を教えてくれるアスリートがよくいます．特に，「我慢したほうがよい」と誤解しているアスリートや，我慢することが習慣になっているアスリートに多く，そもそも我慢が習慣づいているアスリート自体が多いのです．ですから，アスリートの「はい！」と「大丈夫です！」をすぐに鵜呑みにせずに一歩踏み込んだ質問をして実際の症状やトレーニング内容などを確認するとよいでしょう．

　ただ，スポーツリハ専門職の態度が高圧的だと，いいたいことをいいにくいこともあるため，いいにくいことや聞きにくいこと（「まだ走っちゃだめですか？」「筋トレやりたいんですけど」など）こそ言ってもらえる雰囲気，環境をつくることも大切です．

　あとは，本当のことをいってくれたり，的確な返答をしてくれたときには，しっかりほめましょう．適切に管理をして腫れが出ていなかったり，動きの修正がうまくできていたり，セルフエクササイズをしっかり理解し記憶できていたり，リハノートをつけていたりしたら，これもまたしっかりと称賛してあげてください．このような称賛は，行動分析学では「正の強化刺激」といわれ，行動をさらに強化し，持続させるために不可欠な刺激とされているのです．ビギナーとエキスパートの違いは案外，ほめる側のタイミングやほめ方にもあるのかもしれないですね．

極める3 ≫ 多面的なリーズニング・評価・試行的治療が結果につながる（ハムストリングス肉離れ）

　スポーツ外傷・障害の多くは，身体機能や運動・移動パターン，環境などの問題による「結果」として生じています．もちろん不慮の事故によるスポーツ外傷もありますが，ここでは上記の原因によるものを解説します．スポーツ外傷・障害の多くは，受傷部位だけをみて漠然と検査・測定をくり返しても，本当の原因を把握することはできません．しかも原因は必ずしも1つとは限らず，複数あ

第2章　スポーツ外傷・障害のクリニカルリーズニング

る場合も多いのです．つまり，運動連鎖やスポーツ活動現場の状況を考慮して

多面的な視点で真の原因に迫る
リーズニング，評価，試行的治療

をしない限り，外傷・障害を発生させた原因ははっきりせず，再発予防やパフォーマンス向上にはつながりにくいということです．また，主要な原因を把握しても安心せずに，

症状増悪や再発につながる他の原因や誘因を
予測的に捉え，予防的にアプローチする

ことが大切なのです．やっかいなことに，原因は近くに集まっているとは限りません．一見，まったく無関係のような場所やタイミングで，互いに関係しあって外傷・障害につながっている場合もあるのです．このような因果関係を把握しスポーツリハを極めに・究めるポイントについて，ハムストリングス肉離れを例に挙げて説明します．

ハムストリングス肉離れの治療と予防

　ハムストリングス肉離れは非接触スポーツ外傷の代表格であり，走行中の足底接地直前に発生しやすいといわれています[8]（図6）．大腿二頭筋長頭の筋腱移行部を損傷することが多く，比較的軽症であっても全力でダッシュできるようになるまでには数週間かかります．また，時間が経過し痛みが引いたからといって，なんとなくダッシュを再開すると再発する可能性を高めてしまう，やっかいなケガです．腱がついている坐骨が剥離すると，手術が必要になる場合もあります．

　ハムストリングス肉離れは，その名の通りハムストリングスに肉離れが発生する外傷なので，この筋の硬さやパワー不足のみを原因と考えがちです．しかし，問題はそれほど単純ではありません．本当の原因をみつ

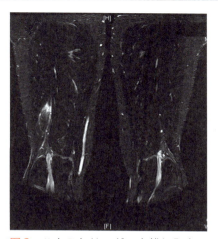

図6 ハムストリングス肉離れ発生のMRI
大腿二頭筋遠位部の筋腱移行部に高輝度（白くなっている）を認め損傷による出血，腫脹がある

けるためには，受傷しやすい（した）動作の局面と，筋腱へのストレスを運動力学的な視点で解釈し，実際の評価とすり合わせてスクリーニングすべきなのです．

　走行においてハムストリングスに過度なストレスがかかる局面は足底接地直前です．このタイミングでハムストリングスの強い遠心性活動が求められ，これが筋腱移行部への過度なストレスにつながるのです．肉離れのしにくさには，ある程度のストレスに耐えられる結合組織の強度，粘弾性に加えて，股関節の適度な屈伸可動域（反対を含む）や腰椎・骨盤・股関節複合体の安定性が関係します．

　股関節ならまだしも，腰椎の安定性がなぜ関係するのかしっくりこない方もいるかもしれません．たとえば，足が接地する直前に腰椎が過度に伸展すると，運動連鎖によって骨盤は前傾し，坐骨結節に付着しているハムストリングスはより伸張されるというわけです．また，反対側（立脚側）の股関節の伸展可動域不足があってもやはり骨盤は前傾しやすくなり，遊脚側のハムストリングスはより伸張されます（図7）．

　このような腰椎・骨盤・股関節複合体の可動域不足，アライメント，安

定性の不良に対しては，ストレッチや安定化エクササイズでアスリートに修正・学習してもらう必要があります（図8）．ハムストリングスの治癒やリモデリングを促す超音波治療，徒手療法，遠心性収縮エクササイズももちろん行います．

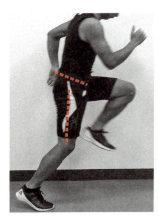

図7　立脚期の股関節伸展不足
立脚側の股関節伸展不足は遊脚側のハムストリングスをより伸張させる

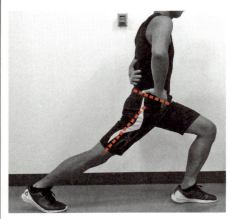

図8　ハムストリングス肉離れ予防のための股関節ストレッチング兼腰椎・骨盤・股関節複合体安定化エクササイズ
右股関節伸展，左股関節屈曲の可動域を増大させるとともに腰椎伸展，骨盤前傾，股関節回旋が生じないように安定させている

第1部 スポーツリハビリテーション

C O L U M N 5

「じっくり考えてみよう」って，そんな時間は現場にない！

20年以上前，私が学部生のときに臨床実習指導者から「アスリートの問題点とアプローチについて，（ボトムアップ・アプローチで）**もっとじっくり時間をかけていろいろな方向性から考えてみて**」と指導されたのを今でもよく覚えています．それ以来，時間が許す限りじっくり考えるようにしていますが，**実際のクリニカルケアの現場は数分〜数十分でさっと評価し，何かしらの判断や結果を出さなければいけない状況がほとんどです**．私が所属するセンターでは，国際レベルのアスリートが海外遠征の合間に来院して，しかも「30分しか時間がない」なんてことはよくある話です．

そんなわけで，ボトムアップだけでなく，クリニカルパターンに基づく前方推論や試行的治療を使いこなし，ときに直感的な側面も応用しながらスポーツリハを進めることも多々あります．

限られた時間内に痛みや動作障害を軽減し，その効果を持続させるための自己管理・エクササイズ指導までするのは容易ではなく，相当な経験を要します．しかし，「短時間で結果を出す」スキルの獲得はスポーツリハを極めに・究めるためには避けて通れないのです．

C O L U M N 6

「誰かに蹴られました」

アキレス腱断裂（achilles tendon fragmentation）のアスリートに受傷の状況を確認すると，「プレー中に，誰かに後ろから足を蹴られたようでした」と話すことが少なくありません（図9）．実際には誰にも蹴られておらず，接触なしに1人で受傷しているのですが，スポーツ外傷にはこのように**外傷ごとに特徴的な「感覚」**がともないます．

ACL損傷のアスリートでは，受傷時に「膝が外れた」「バキっと鳴った」「ボクっといった」などがこれにあたります（「誰かに膝を蹴られた」というアスリートも実際にいます）．

このようなアスリート自身の受傷時の感覚もクリニカルパターンの1つとして記憶・整理しておくと，問診の展開や受傷部位・要因の絞り込みに役立つでしょう．

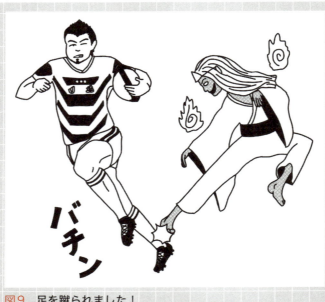

図9　足を蹴られました！

極める4 » 検査・テストを駆使してほんのわずかな問題をスクリーニングすべし

　スポーツリハ専門職が，アスリートの問題を「検査するだけ」「数値化するだけ」の検査屋さんや数値化屋さんでとどまっているようでは役不足です．だからといって，症状軽減や動作改善という結果を出してさえいれば客観的なデータは不要かというと，それも誤解です．アスリートにとって頼れる専門職とは，

問題点を客観的に示し，適切なリーズニングや治療スキルで結果を出した後に，改善度を客観的に示してくれる人

でなければなりません．スポーツ動作はほんのわずかな硬さや筋力不足，左右差

が外傷・障害発生やパフォーマンス低下に影響しますが，このほんのわずかな低下や左右差はアスリート自身が気づいていない場合が多いのです．たとえば，習慣性のアライメント不良や外傷・障害の後遺症でどちらかの膝の伸展がほんのわずかに制限され，数度の左右差があることは珍しくありません．でも，この数度という角度差をゴニオメータなどの関節可動角度計測器による計測で判断できるでしょうか．ゴッドハンドなら可能でしょうが，私には無理です．ではどうすればよいのでしょうか…？

● スクリーニング方法はたくさんある

　じつは，定規さえあれば左右差を見事にスクリーニングできる方法があるのです．それは **heel height difference（HHD）** です（図10）．HHDとは，両踵の高さの違いのことをいいます．測定はベッド上腹臥位になってもらい膝関節より遠位をベッド端から出した状態で行います．これ以外にも，特別高価な計測機器を使用せずとも，ノギス，傾斜計，メジャーなどを駆使すれば身体機能の不足やその左右差，これらの経時的変化をアスリートに示すことはできます（図11）．また，多くの方がもっているスマートフォンやタブレットの「アプリ」をうまく使いこなせば，さまざまな計測が可能となるでしょう．たとえば，カッティング中の体幹傾斜角度を指導前後で比較しアスリートにフィードバックすることも簡単にできます（図12）．

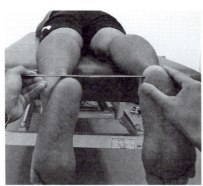
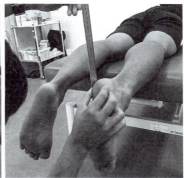

図10　HHDの計測
腹臥位で下腿をベッドから出させ踵の高さを比べると伸展角度が小さい側の踵が高くなる．数mm単位で計測でき，左右差やその経時的変化をチェックするのに役立つ

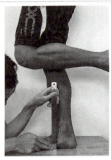 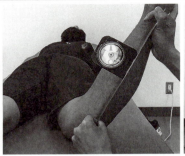 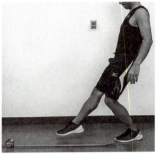

図11　アナログ器具を使いこなせ
（左）定規による舟状骨の高さ計測，（中）傾斜計による股関節回旋角度の計測，（右）メジャーによる下肢リーチ距離の計測

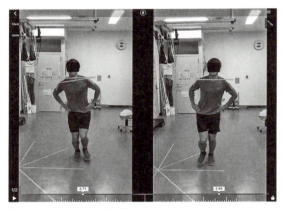

図12　便利なアプリ（Technique）
片脚着地中の体幹側方傾斜角度をアプリの角度計測機能でアスリートにフィードバック

　関節可動角度計測というと，ゴニオメーターをイメージする読者は多いと思いますが，ゴニオメーター以外にも関節角度や骨指標傾斜角度の計測に役立つツールもあります．それが傾斜計（インクリノメータ）です．コンパクトで，金属製の定規をつけられるように磁石がついており，基本軸を床への垂線や床との平行線に設定でき，ゴニオメーターより使いやすく計測値の再現性も高いものもあります．ハムストリングス肉離れ後のSLR角度や，グローインペインでの股関節

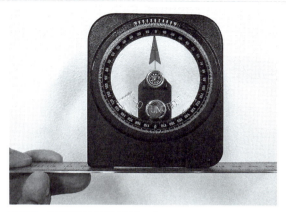

図13 傾斜計は使えるツール

回旋角度，足捻挫後の下腿傾斜角度，投球障害肩での肩甲骨傾斜角度などの計測に非常に便利です（図13）．

● 条件統制

　膝前部痛やジャンパー膝では，痛みの程度を確認するために片脚スクワット中の膝屈曲角度（痛みをともなわずに曲げられる角度，もしくは痛みが出現し始める角度）を計測し，左右差をみたり，一般的な値と比較したりします（2章，極める2）．このような計測で結果の再現性や妥当性を保つために大切なことは何だと思いますか…？　そうです，**条件を合わせる**ことです．これを専門用語で**条件統制**といいます．体幹前傾角度が小さいほど，また遊脚下肢が前にあるほど，膝前部の組織にはより大きな負荷がかかります．重心位置が後方に位置しハムストリングスよりも四頭筋の活動が優位になり膝前部組織により負荷がかかるため，痛みを訴え，結果的に膝屈曲角度が浅くなります．上肢の位置によっても痛みの程度は変わるでしょう．

　つまり，計測課題の条件統制をせずに膝角度だけをみて「大きくなった」「変わらない」などと判断することには無理があるのです．体幹は正中位に保ち，遊脚の股関節と膝は90度屈曲位，上肢は胸前で組む，などと指示した上で膝角度を計測したほうがよいでしょう．このような細かな配慮をしないまま「よくなりましたね！」「変わっていませんね…」などと安易に判断するのは控えたいものです．

● リスクの評価（深部静脈血栓症）

　関節鏡視下で行われる ACL 再建術後の深部静脈血栓症の発生率は数％と高くはありません[9) 10)]．しかし，リスクの高低にかかわらず予防対策やスクリーニングは怠るべきではありませんよね．医師や看護師からすでに説明を受けているとしてもスポーツリハ専門職として念を押しておくのがよいでしょう．手術前には必ず，手術後（麻酔覚醒後）に行ってもらう足部の自動底背屈運動を正しくできるかを確認し，指導します．術後はルーチンに下腿・足部の浮腫，皮膚の光沢，ホーマンズ徴候（膝を曲げて足を背屈するとふくらはぎを痛がる），腓腹部圧痛でスクリーニングしましょう．

（相澤 純也）

極めに究めると，こんなことができる！

1. 受診開始前から「SOAP」「クリニカルパターン」「リーズニング」を意識的に使って問題点を発見できる
2. 「アスリート自身のリーズニング」を尊重しつつ「アスリート自身の身体機能把握力」を見極めたうえで治療計画を立てられる
3. 多面的なリーズニング・評価・治療で結果につなげられる
4. 検査やテストを用いて客観的にスクリーニングできる

● 文献

1) Koga H, Nakamae A, et al：Mechanisms for noncontact anterior cruciate ligament injuries：knee joint kinematics in 10 injury situations from female team handball and basketball. Am J Sports Med 2010；38：2218-25.

2) Jones MA, Rivett DA：Clinical reasoning for manual therapists. Buterworth Heinemann, Melbourne, 2004.

3) 神野哲也監．相澤純也，他編：ビジュアル実践リハ 整形外科リハビリテーション～カラー写真でわかるリハの根拠と手技のコツ．羊土社，2012．p. 13.

4) Lian OB, Engebretsen L, et al：Prevalence of jumper's knee among elite athletes from different sports：a cross-sectional study. Am J Sports Med 2005；33：561-7.

5) Aizawa J, Hirohata K, et al：Limb-dominance and gender differences in the ground reaction force during single-leg lateral jump-landings. J Phys Ther Sci 2018；30：387-92.

6) Skazalski C, Whiteley R, et al：High jump demands in professional volleyball — large variability exists between players and player positions. Scand J Med Sci Sports 2018；28：2293-8.

7) Tillman MD, Hass CJ, et al：Jumping and landing techniques in elite women's volleyball. J Sports Sci Med 2004；3：30-6.

8) Orchard JW：Hamstrings are most susceptible to injury during the early stance phase of sprinting. Br J Sports Med 2012；46：88-9.

9) Williams JS Jr, Hulstyn MJ, et al：Incidence of deep vein thrombosis after arthroscopic knee surgery：a prospective study. Arthroscopy 1995；11：701-5.

10) Cullison TR, Muldoon MP, et al：The incidence of deep venous thrombosis in anterior cruciate ligament reconstruction. Arthroscopy 1996；12：657-9.

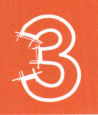

CHAPTER 3 スポーツ外傷・障害の管理・治療

> 極める1　診断名のみに頼らず，「固有の症状」と「動作パターン」に着目して効果を高める（腰痛症）
>
> 極める2　トップダウン・アプローチで機能的原因に迫れ！（グローインペイン）
>
> 極める3　痛みと不安が減れば，動作パターンはある程度改善される（膝前部痛）

極める1 ≫ 診断名のみに頼らず，「固有の症状」と「動作パターン」に着目して効果を高める（腰痛症）

「診断名を聞いただけでスポーツリハビリテーション（スポーツリハ）の計画や内容を決められる」…，そんな魔法があれば私も欲しいですが，そうは問屋が卸しません．特に，「〇〇症」「〇〇症候群」と診断のついたアスリートでは，詳細な原因を探るプロセスをすっ飛ばして，漫然と対症的，基本的な治療や指導を継続しても効果には限界があります．

機能的問題と症状の因果関係を整理できていないと，思うように効果が出ない場合に次の一手をサッと出すこともできません．たとえ効果が出たとしても，「偶然うまくいっただけじゃないか？」という疑問が解決せず釈然としませんし，再発するリスクが下がることもありません．学生や新人の頃は，自分勝手な工夫

(048)

をしてリハを進めるよりも，**ガイドラインを参考に標準的な治療や指導を行うほうが安全ですし，一定の効果も出ます**．

しかし，スポーツリハを極めに・究めるには，1章と2章のおさらいになりますが，下記のように順序立てて指導を進める必要があります．

- リーズニングによって症状の原因を追究
- 試行的治療による効果を確認
- アスリートの性格，参加スポーツ，症状，機能的問題の「個別性との関連性」を考慮

そうすることで，治療や指導の根拠をアスリートに自信をもって示せるようになります．ここでは，「診断名に頼ったリハの功罪」について腰痛症を例に挙げて説明していきます．

アスリートの腰痛症は，大きく次の2種類に分けられます．

- 分離症や骨折などの器質的原因が明確な腰痛
- 原因不明の非特異的腰痛

割合としては，後者の非特異的腰痛が圧倒的に多く，われわれのセンターにも「X線写真やMRIでははっきりとした所見のない腰の痛み」を訴えるアスリートが日々訪れます．たとえば，原因不明の非特異的腰痛を訴えるアスリートに，圧痛，運動時痛，筋収縮時痛，姿勢・動作パターンのチェックをせずに，システマティックレビューで推奨されているスタビライゼーションエクササイズ（図1）を指導したとします[1]．この判断は決して間違いではありませんが，2回，3回とフォローしても腰痛が改善しないときにどうしたらよいでしょうか…？

システマティックレビューやガイドラインはあくまで平均的なデータに基づいて治療などを推奨しているため，実際に担当するすべてのアスリートの条件にぴったり当てはまる保証はありません．だから，**アスリート固有の症状と機能的問題と動作パターンをチェックし，これらの因果関係を整理しておくことがやっぱり重要**なのです．

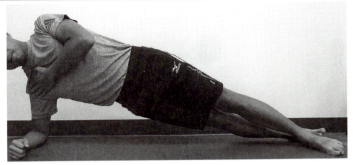

図1 スタビライゼーションエクササイズ（サイドブリッジ）

右側の腰痛を非特異的腰痛と診断された
大学野球部ピッチャー（左投げ）

20歳，男性，身長185 cm，体重90 kg，大学野球部ピッチャー（左投げ）
主訴：右側の腰痛
運動時痛：深いスクワットで右腰部痛（NRS 4）
圧痛：右腰部腸肋筋
両脚スクワット：骨盤右回旋，体幹前傾過大（図2）
自然立位：骨盤右回旋
股関節回旋角度（腹臥位）：外旋 右40°・左50°，内旋 右35°・左25°
荷重位下腿傾斜角度：右30°，左40°
上肢挙上位：腰椎伸展過大，上部胸郭運動優位な呼吸パターン（腹式呼吸困難）
検査・経過：右腸肋筋の痛みは，スクワットなどで骨盤が右に回旋することで筋が作用するレバーアームが長くなり，この筋に過活動や疲労が生じやすくなっているためと推察した．立位を含め常に骨盤が右に回旋しているのであれば相対的に右の股関節は内旋位，左の股関節は外旋位になるため，関節可動域（range of motion：ROM）をチェックしたところ，回旋の範囲の左右差を認めた．

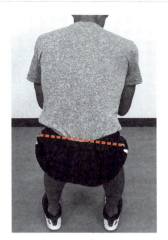

図2　スクワット中の骨盤右回旋

　スクワット動作においても，右の骨盤が引けているのを確認した．膝が後ろに下がったままのスクワット姿勢により，右足関節の背屈時動作制限が推測された．下腿傾斜角度（足底を床につけたまま膝を前に出したときの足背屈角度）を確認したところ，右の下腿傾斜角度が左に比べて小さかった．また，深くスクワット姿勢をとるために体幹を過度に前傾させているのを確認した．体幹を下腿と平行に近づけると深いスクワットが不可能だった．上肢を挙上させる際に，右の腸肋筋の硬度の高まりとともに腰椎の過度な伸展を認めた．上部胸郭呼吸パターンによる腹部圧低下とこれによる腰椎不安定性も脊柱起立筋群の過活動につながっていることが推察された．

　このアスリートに試行的治療として骨盤右回旋の修正，右足背屈モビライゼーション，体幹前傾コントロール指導を行ったところ，スクワット中の腰痛が自覚的に NRS 1 となった．そこで，これらのセルフエクササイズを指導し，スタビライゼーションエクササイズを組み合わせることとした．

このアスリートは，受診時に「体幹トレーニングやってますよ〜！」といっていたため，サイドブリッジのアライメントをチェックしたところ骨盤が上方に回旋し，正しいアライメントを保てませんでした（図3）．腸肋筋を含めた腰部筋に過度に負担がかかる姿勢をひたすらキープしていたのです（これ，結構ありがちです）．また，右下のサイドブリッジが苦手で左右差も認めました（これも結構ありがちです）．そこで，正しいアライメントと，左右の保持時間の差を是正することに焦点をあてて指導したところ，3週目のフォロー時には腰痛の訴えはほぼなくなりました．

　このように，私は**アスリートの腰痛と機能的（ときに心理的）問題の個別性，関連性を考慮してアプローチしつつ，システマティックレビューやガイドラインで推奨されている根拠レベルの高い治療，指導をアレンジして組み合わせる**ようにしています．

　サイドブリッジエクササイズだけでは，前述したアライメント不良は改善しません．伸展型腰痛（伸展すると痛い），屈曲型腰痛（屈曲すると痛い）に分類してアプローチする方法もありますが，スクワット中の骨盤回旋などの非対称性はやはり切り離して考える必要があります．この考え方は，**鼠径部痛症候群（グローインペイン，groin pain）や膝前部痛症候群（anterior knee pain）**などにも活かせます．

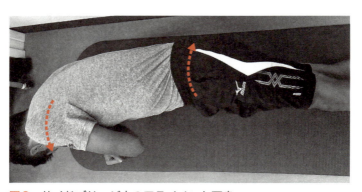

図3　サイドブリッジ中のアライメント不良
図1を上からみたところ．骨盤が上方回旋し，肩甲帯が前方に出ている．この姿勢は腰痛発生につながりやすい

COLUMN 7
「怖い」と「怖くない」はバランスが大切

　スポーツ外傷やその治療，アスリートの機能，性格によりますが，スポーツリハの過程で動作の強度を上げたり，試合形式の練習を始めると，「またケガしそうで怖い」と訴えるアスリートがいます．この心理的な怖さ，不安が過度に大きい状態が徐々にでも減っていかないと，スポーツ復帰やパフォーマンス向上の妨げとなります．

　ジャンパー膝（膝蓋腱症）のようなスポーツ障害アスリートでは，**痛みのある動作は回避してよいが，ナーバスになりすぎて痛みの1歩手前の「負担感」「怖さ」から逃げないように指導**しています．というのも，治癒の過程で腱がリモデリングするには適度な伸張ストレスが不可欠だからです．

　デクラインスクワット（図4）のように一見症状が増悪しそうなエクササイズでも，腱の適応，リモデリングを促すために膝蓋腱に伸張ストレスをかける特異的なエクササイズとして症状改善効果が示されています[2)3)]．また，筋腱にかかる負荷を過度に除去，回避してしまうと筋力低下，筋萎縮，組織の脆弱化を含めた悪循環にはまり，動作のレベルアップやスポーツへの復帰はなかなかみえてきません．

　では，怖くなければよいかというと，そうともいい切れません．筋力やアライメントに明らかな問題があるにもかかわらず「まったく怖くありません！　大丈夫です！」というアスリートがたまにいます．「自覚的な怖さ」を数値化すると「むしろもう少し怖がってほしいんだけどな…」と思うこともあり，これはこれ

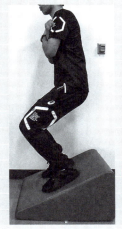

図4　デクラインスクワット
斜面で片脚や両脚でスクワットをする．体幹前傾，股関節屈曲が出にくいため四頭筋が活動しやすく膝蓋腱のリモデリングに重要な伸張負荷をかけることができる

で心配なものです．

　スポーツリハ専門職としては，問題点を認識させたり，あえて伏せたりするといった工夫もしながら，「怖い」と「怖くない」のバランスを取り，アスリートが将来的にケガのことを忘れて存分にパフォーマンスを発揮できるように支援していきたいですね．

極める2 》 トップダウン・アプローチで機能的原因に迫れ！（グローインペイン）

私は，自分自身にいつもこのように言い聞かせています．

すぐに反応や効果が出ないものを漠然と続けない！

　コラム5でも述べているように，**限られた時間内に結果を出す**のがスポーツリハのキーポイントです．ですから，症状とスポーツ動作中のアライメントおよびクリニカルパターンとの関連性について，最も大切にすべき原理原則や方針，目的に従って個々の判断や行動をしていく**トップダウン・アプローチ（top-down approach）**で考えながら，有効と思われる治療やエクササイズを試行的に行い，その即時効果をみることを大事にしています．ただ，動作中に強い痛みがあるアスリートは実際の動作を確認することが難しいので，たとえば「ジャンプ着地が難しければランジ動作を選択」といった具合に，以下について確認・調整しながら痛みを許容できる動作を選択します．

- 動作のタイプ
- 速度
- 姿勢
- 関節角度

第1部　スポーツリハビリテーション

　もちろん，さまざまなテストを一通り行って問題点をピックアップし，優先順位をつけてじっくりつぶしていく**ボトムアップ・アプローチ（bottom–up approach）**が悪いわけではありません．どの動作も痛い場合や禁止されている場合には，ROMや筋力などの機能をチェックして症状につながりそうな問題を推察していくボトムアップ・アプローチが効果的です．また，動作のスクリーニングスキルが熟達していない，クリニカルパターンが十分に蓄積されていない，といった場合にも無理にトップダウン・アプローチをすると即時効果は期待できませんし，問題点がぼやけてしまうため，割り切って時間をかけて身体機能の過不足や非対称性をチェックしていくボトムアップ・アプローチが最善の方法と考えます．

> ● ボトムアップ・アプローチ：原因を探りながら，1つずつ問題を解決
> ● トップダウン・アプローチ：重視する方針や目的に従って問題を解決
> 2つのアプローチ方法と，それぞれのメリット・デメリットを押さえる！

極めに究める Point 1

トップダウン・アプローチが効果的だった
グローインペインの社会人バレーボールアスリート

　28歳，女性，身長176 cm，体重60 kg，社会人バレーボールチーム所属

　主訴：レシーブ踏み込み時の右股関節前面のつまり感と痛みを訴えて来院した

　MRI：関節唇損傷や股関節症などの明らかな器質的異常は認めず，グローインペインと診断された

第3章　スポーツ外傷・障害の管理・治療（*055*）

検査(所要時間 数分):鼠径部の圧痛と,屈曲・内転・内旋テスト陽性を認めた.レシーブ模倣動作で右股関節前深部につまり感と痛み(NRS 3)を認めた.ステップやレシーブ動作中,右下肢側で骨盤傾斜や外反(valgus),toe-out(図5)が左より大きかった.また,立位で骨盤の右への回旋を認めた.歩行立脚期の骨盤対側傾斜が右立脚期でより大きかった.

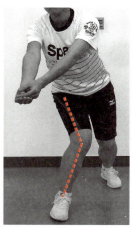

図5 レシーブ動作時のアライメント不良

筋機能評価:股関節外転筋の短縮位(外転位)での保持能力が,右2,左3であった.腹臥位膝屈曲中のtoe-outが右>左であった.

以上のスクリーニングから,中殿筋や内側ハムストリングス,下腹部筋などの機能不全による動的なアライメント不良が股関節前部インピンジメントを生じさせ,つまり感や痛みにつながっていると推察した.

試行的治療(所要時間 約10分):
・大腿骨頭回転・後方滑りモビライゼーション
・股関節外転・外旋筋群(中殿筋後部,大殿筋上部)の賦活を目的とした収縮エクササイズ
・ステップとレシーブ動作中の接地直前に股関節内転・内旋方向にバンドで抵抗をかけながら股関節を外転・外旋方向で安定させるエクササイズ(図6)

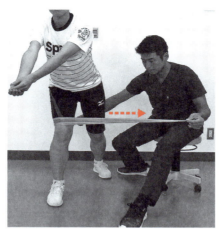

図6　レシーブ動作時の股関節安定化エクササイズ

　試行的治療の後に最初にみたレシーブ模倣動作をさせると，痛みがNRS1になり，本人の感覚も良好だったため，アプローチの方向性は妥当と判断し，次回来院時まで継続してもらうセルフエクササイズを指導した．
　セルフエクササイズ内容：
・四つ這いロックバック
・クラムシェルエクササイズ
・バンドウォークエクササイズ (図7)
・立位で上前，後上腸骨棘を触知し骨盤回旋を修正する
・歩行中，大転子部に手を当てて側方動揺をセルフチェックしながら腰椎・骨盤・股関節複合体の安定化エクササイズ (図8)
・内側縦アーチをサポートする既成インソールの提案・紹介

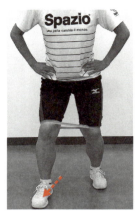

図7　斜め方向へのバンドウォークエクササイズ

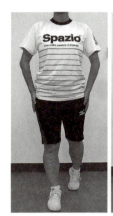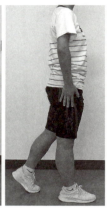

図8　歩行中の腰椎・骨盤・股関節複合体安定化エクササイズ

　このアスリートは，2回目の診察時には症状の悪化はなく，MRIでも増悪所見はなかったため，バレーボールに特異的なダイナミックな踏み込みを行ってもアライメントをコントロールできるよう，エクササイズの内容や強度を調整しました．もちろん，このように治療がすんなりと進むケースばかりではありませんが，短時間で結果を出すにはトップダウン・アプローチも重要であることはおわかりいただけたかと思います．

第1部　スポーツリハビリテーション

COLUMN 8

大勢のコンディションチェック・管理

病院内でのスポーツリハはマンツーマンで行われることが多いですが，スポーツ現場でのコンディショニングは1対30人なんてことも珍しくありません．このような場合には「1人では手が回らないからしょうがない」ではなく，「ONE TAP SPORTS」[4]などの電子ツールを積極的に活用しましょう．選手自身のコンディションを選手自身に携帯端末から入力させて，一括管理する便利なソフトです．テクノロジーを活用するため普段から聞き勉強，情報収集する姿勢（1人で頑張ろうとせずに）が大切ということですね．

極める **3** ≫ 痛みと不安が減れば，動作パターンはある程度改善される（膝前部痛）

　突然ですが，みなさんは右膝の前部痛のアスリートにどのようなリハビリテーションを指導しますか…？　右膝の前部痛を訴えているアスリートは，図9のようなスクワットをすることが多いです．痛みをかばう代償的な運動パターンが習慣化してしまうと，ジャンプ着地などでも同様のパターンが現れ，右股関節痛，右足捻挫だけでなく，腰痛や左の膝外傷にもつながりやすくなります．アライメントには，左右や利き側・非利き側で，ある程度の非対称性がありますが，それが過度になるとスポーツ外傷・障害のリスク要因となります．

第3章　スポーツ外傷・障害の管理・治療（*059*）

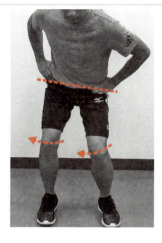

図9　右膝前部痛のアスリートが取りやすいスクワット動作パターン
体幹前傾過度，骨盤右回旋，右足内反，左膝外反．左前部痛の場合は，逆のパターンになる

　と，ここまではスポーツリハ専門職ならある程度ご存知かと思います．では，この後にどのように代償性パターンを修正していきますか…？

- 「骨盤を左に回して戻しましょう」「体をもっと起こしましょう」と動作を直接修正しますか？
- 徒手で誘導しながら，鏡などでアスリートに認識させて理想的な動作パターンを学習させますか？

　もちろんこれらは重要です．ですが，アスリートもそんなことは重々承知しています．**承知していても，痛くて（痛くなりそうで怖くて）無意識にかばってしまうのです**．つまり，

まずアプローチすべきは「痛み」

なのです．痛みがあるまま動作パターンなどを改善しようとしても限界があります．一方，痛みを軽減できれば，動作パターンの異常や非対称性はある程度自然に改善されていきます．というわけで，スポーツリハ専門職には動作パターンの修正・学習促進だけでなく，痛みを短時間で軽減できるスキルが求められます．

第1部　スポーツリハビリテーション

膝前部痛は，痛の部分へのアプローチが最も重要！

極めに究める Point 2

膝前部痛の原因の1つに「膝蓋骨外側軟部組織の硬さ」があります（図10）[5)6)]．膝蓋骨外側軟部組織が硬いと膝屈伸時に膝蓋骨が外方に偏位し，膝蓋大腿関節の

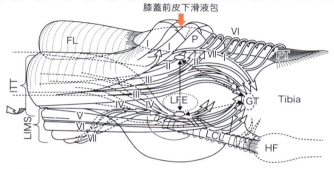

腸脛靱帯は停止部で7つ（Ⅰ〜Ⅶ）の線維に分かれる．線維の一部が膝蓋骨上面まで及ぶ．
FL：大腿筋膜　GT：ガーディ結節　HF：腓骨頭　ITT：腸脛靱帯　LCL：外側側副靱帯
LFE：大腿骨外側上顆　LIMS：外側筋間中隔　P：膝蓋骨　PT：膝蓋腱

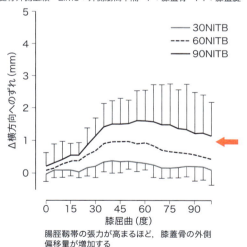

腸脛靱帯の張力が高まるほど，膝蓋骨の外側偏移量が増加する

図10　膝蓋骨外側軟部組織が硬いと膝蓋骨は外側に偏位しやすくなる [上図：文献5)，下図：文献6)より]

第3章　スポーツ外傷・障害の管理・治療（*061*）

圧力が高まり，結果的に膝前部に痛みが生じるのです．膝蓋骨可動域や，腸脛靱帯・外側広筋の圧痛・硬度の程度や左右差をチェックし（図11）[7]，問題があればモビライゼーションや超音波療法で柔軟にしていきます（図12）．そして，治療前と同じスクワット姿勢をとってもらい，痛みがNRS (numerical rating scale) でどの程度軽減するかをチェックし，即時効果を確かめます．テクニックや機器の条件設定が適切なら10分弱で効果を上げることは可能です．私は，これがうまくいってNRSを6から1にまで軽減させた経験もあります．もし痛みが軽減しなければ，膝蓋下脂肪体のモビライゼーション，内側広筋活動の収縮

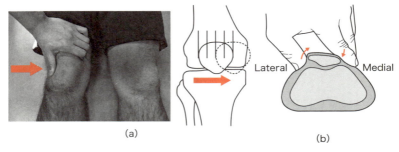

図11 膝蓋骨外方軟部組織のタイトネスチェック［文献7）より］
(a) medial glide test：移動量が膝蓋骨の4分の1以下の場合，外側の軟部組織のタイトネスを疑う
(b) patellar tilt test：膝蓋骨外側縁が水平より高くならなければ，外側構造体のタイトネスを疑う

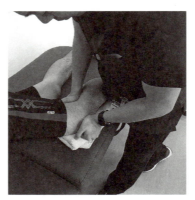

図12 膝蓋骨を内方へ動かし膝蓋骨外側軟部組織を柔軟に

第1部 スポーツリハビリテーション

エクササイズ，電気刺激などを試していきます．

痛みが軽減すると，動作パターンを効率的に修正できるようになります．重要なことは，**代償性の不良運動パターンと痛みの奥に潜む運動，解剖，生理学的な問題をできるだけ取り除く**ことなのです．スポーツリハでは

「痛い動きは控えましょう」では先に進まないし，復帰はみえてきません

その後は，効果を持続させるための

- セルフチェック
- ケア
- エクササイズ

を指導しつつ，痛みや不良パターンが出ないギリギリのラインを見極めて，動作中の姿勢，関節角度，重心位置，筋活動パターンを微調整させながらエクササイズを継続，レベルアップしていくという流れです．

COLUMN 9

リリース，マッサージ，モビライゼーションは万能ではない

筋膜や腱などの結合組織の硬さ，筋の疲労・痛みに対してマッサージ，モビライゼーション，リリースなどの徒手療法ですべてが解決すると思いますか…？私の答えは「NO」です．

対症療法として症状を一時的に和らげる効果は期待できますが，再発予防，セルフマネジメントという観点では万能ではありません．スポーツリハで重要なこ とは，一時的に症状を和らげることに加えて，身体機能，姿勢・アライメント，動作パターン，トレーニング，セルフケアをチェックし，痛み，疲労感，筋硬結がなぜ生じたのかを考えることです．たとえば，肩甲帯が下制し肩甲挙筋が常に伸張位にあることで，この筋が持続的に活動し凝りや痛みなどを訴えるアスリートに局所の症状だけをみて安易にリリースやマッサージを行うと，翌日に症状が

第3章 スポーツ外傷・障害の管理・治療

増すこともあります．このような場合には筋長を考慮して肩甲骨の位置を適切な位置に誘導・修正し，その位置で安定させるためのエクササイズを優先して指導すべきでしょう．マッサージの適応があるにしても，ケアの前後で運動時の痛みやアライメントをチェックし治療効果を確認することを怠ってはなりません．

そしてなにより，ハンズオンで治療した後にはその効果を持続させるために，必ずセルフケアの方法をいろいろな器具を工夫して指導することが不可欠です．

ケアの専門家が常に帯同しているトップアスリートであっても，自身の症状の原因を理解せずに専門家のケアに依存するのは長期的にみて望ましいとはいえません．とにかく「ハンズオン＆セルフケア」です．あとは，スポーツ現場では実際の練習や試合の前日や直前にリリースやマッサージによって筋の興奮性が低下しすぎると，アスリートがパフォーマンスの低下を自覚することもあるためアスリートやコーチと事前によく相談することをお勧めします．

COLUMN 10

運動学テキストの情報だけで解決しない

それぞれの関節の解剖学，運動学的な知識を十分にもっておくことはスポーツリハでの機能評価やケア・エクササイズ指導に不可欠です．ですが，テキストの情報を丸暗記していることと，実際に使えることは異なります．

たとえば，肩関節の肩甲上腕リズム（上腕の外転運動中に，上腕が120°挙上すると肩甲骨は60°上方回旋するという協調運動）がありますが，これを単に理解・記憶しただけでは実際のスポーツリハには応用できません．投球動作を例に挙げると上腕や肩甲骨は常に三次元的に動いているため，単純な前額面上の運動パターンを知っているだけでは，投球障害肩の症状をもつアスリートの運動パ

ターンの問題を十分にチェックアウトできません．そのため，水平内外転，回旋における肩甲骨の動きのパターンも合わせて把握しておく必要があるのです．フォロースルー（内転＋内旋＋伸展）のときに肩甲骨の上方回旋＋前傾が重要であることを知っていれば，実際にその肩甲骨の動きのチェックや誘導を効率的に進めることができるでしょう．

テキストをみて単に記憶するのではなく，何か疾患や機能障害を想定して，この知識をどのように「使う」のかと考える癖をつけておくと，アスリートにとって「使える」スポーツリハ専門職になれるでしょう．

第1部　スポーツリハビリテーション

COLUMN 11

研究論文を都合よく解釈しない

今は，Pubmed や医中誌のように文献検索エンジンにキーワードを入れるだけで興味のある文献を沢山ゲットできる時代です．担当したアスリートに効果のありそうな治療やエクササイズについて，診断名や外傷・障害名で検索すればいろいろヒットするでしょう．目的と方法を斜め読みし，結果を理解して「よし使ってみよう！」と思うことは決して悪いことではありません．

でも，実際にアスリートに実施，指導する前に「研究論文の結果の適用性」についてもう一度よく考えてみてください．研究の対象者・参加者と担当しているアスリートの性別，年齢，体格，参加スポーツ，病歴，診断（基準）は同様ですか…？　これらが同じまたはほとんど同じと断言できないかぎり，研究論文と同じような結果を期待するのは少々強引かもしれませんよ．

（相澤 純也）

極めに究めると，こんなことができる！

1. 痛みと動作パターンの関連性からアプローチし効果を上げられる

2. グローインペインに対し，動作観察と試行的治療を駆使したリハビリテーションを指導できる

3. 膝前部痛の痛みの機序を理解し，アスリートの不安を取り除きつつ結果を出せる

● 文献

1) Stuber KJ, Bruno P, et al : Core stability exercises for low back pain in athletes : a systematic review of the literature. Clin J Sport Med 2014 ; 24 : 448-56.

2) Kongsgaard M, Kovanen V, et al : Corticosteroid injections, eccentric decline squat training and heavy slow resistance training in patellar tendinopathy. Scand J Med Sci Sports 2009 ; 19 : 790-802.

3) Young MA, Cook JL, et al : Eccentric decline squat protocol offers superior results at 12 months compared with traditional eccentric protocol for patellar tendinopathy in volleyball players. Br J Sports Med 2005 ; 39 : 102-5.

4) ONE TAP SPORTS (https://www.one-tap.jp/top) .

5) 三浦真弘, 青地英和, 他：腸脛靱帯遠位部の線維構築と大腿 膝外側支持機構との関連性について. 第10回臨床解剖研究会記録 2006.

6) Merican AM, Amis AA : Iliotibial band tension affects patellofemoral and tibiofemoral kinematics. J Biomech 2009 ; 42 : 1539-46.

7) Dixit S, DiFiori JP, et al : Management of patellofemoral pain syndrome. Am Fam Physician 2007 ; 75 : 194-202.

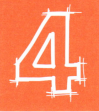

CHAPTER 4 エクササイズ，トレーニング指導

- 極める1 着地動作をみずして損傷リスクの減少はなし（ACL損傷）
- 極める2 「再損傷リスク要因」と「パフォーマンス阻害要因」がスポーツ復帰を叶えるキーワード（ACL損傷）
- 極める3 一次損傷予防と二次損傷予防は一緒ではない（ACL損傷）

極める1 » 着地動作をみずして損傷リスクの減少はなし（ACL損傷）

膝前十字靱帯（anterior cruciate ligament：ACL）損傷の多くは，他者との接触のない状況で発生します

これを**非接触型損傷**といい，主な受傷シーンは

- ジャンプ後の着地
- 方向転換

です．実際の着地での ACL 損傷の受傷シーンの動画を解析した研究では，着地後 40 ms[*1] という非常に短い時間に着地衝撃がピークを迎えるとともに，ACL に最大のストレスがかかり断裂しているとされています[1]．また，この数十 ms というごく短い時間内の膝関節運動をみると，12°の外反と（外旋位からの）8°の内旋が生じており，屈曲は 20°ちょっとのまま増大しないと報告されています[1]．このような受傷シーン・メカニズムを考慮すると，

動的なアライメント不良（図1）をコントロールし膝を深く曲げるような指導

が損傷予防の重要ポイントになります．

> **3つの代表的アライメント不良**
> - 接地直後の膝の過度な外反や回旋
> - 膝の過度な外反・回旋につながる体幹側方傾斜
> - toe-in・toe-out

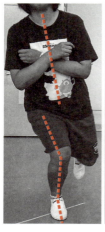
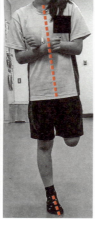

図1 ACL 損傷リスク要因としての片脚着地中アライメント不良の典型
(左)膝外反，体幹側方傾斜，toe-in．(右)膝過伸展，体幹側方傾斜，toe-in

[*1] ms：ミリ秒．1 ms＝1,000 分の 1 秒．なので，40 ms＝1/25 秒となる．

第1部 スポーツリハビリテーション

　このように，スポーツ外傷には特異的な受傷シーン・メカニズムというものがあります．損傷リスクを減らすためには，この特異性を考慮して実際の受傷動作に近い課題で，不良なアライメントや運動パターンをスクリーニングし，損傷リスクとしての問題があれば修正するのが妥当というわけです．

　着地衝撃のかからないスクワット動作では，ACL損傷は絶対に生じません．だから，

**着地動作をみずにスクワット中のアライメントを
ひたすら修正しても，再損傷リスクは減らない**

のです．同様に「体幹の側方傾斜がリスク要因とわかっていながら，着地動作をみずにひたすらサイドブリッジをやる」というのも，再損傷予防には直結しません．

　もちろん，スクワットやサイドブリッジが不要というわけではありません．私も実際にスクワット動作でアライメントのチェックや修正をしますし，サイドブリッジも指導します．私は，スクワットやサイドブリッジを「**動作速度が速いせいでステップ動作やジャンプ着地でアライメントの修正が難しいアスリートや，症状や術後管理のために着地衝撃のかかる動作を練習できないアスリートのための1つのステップ**」として捉えています．

極める **2** ≫ 「再損傷リスク要因」と「パフォーマンス阻害要因」がスポーツ復帰を叶えるキーワード（ACL損傷）

　ACLは一度断裂してしまうと自然治癒が期待できないため，アスリートのほとんどがスポーツ復帰のために再建術を受けます．術後はスポーツに復帰するまで半年～1年，場合によってはもっと長期にわたってスポーツリハビリテーション（スポーツリハ）をしなくてはいけません．

第4章　エクササイズ，トレーニング指導（069）

スポーツ復帰後の再受傷率は5〜23％です．これは決して低くない数字です．さらに注意すべきなのは，**手術を受けていない反対側のACLまで損傷する可能性もある**点で，なかには術側より多く発生しているとする報告もあるくらいなのです[2)〜4)]．また，競技レベルの高いアスリートでは元の競技レベルに復帰できる割合は44％と報告されています．みなさんは，この割合を高いと思いますか，それとも低いと思いますか…？　この割合を「非常に高い」と評価するスポーツリハ専門職はいないでしょう[5)]．スポーツリハ専門職としては，何としても再建術後のスポーツ復帰を果たさせたい．そして，復帰後の再受傷を防ぎたいのです．つまり，**再建術後に強調すべきは「再損傷予防」と「パフォーマンス向上」**なのです．着地や方向転換などの動作のチェック・指導では，

「再損傷リスク要因」や「パフォーマンス阻害要因」にこだわる

ことが大切です．着地動作中の再損傷リスク要因としては，以下のようなものが挙げられています[6)〜13)]．

- アライメント
- 筋活動
- 関節角度
- 着地衝撃の過度・過少
- これらの非対称性など

　われわれは，着地中に膝の屈曲が浅い場合や，体幹が側方に傾斜している場合に着地衝撃がより大きくなることを報告しており[14)]，左右の片脚で同じようにジャンプをしても着地衝撃には左右差が出やすいことも報告しています[15)]．さらに，再建術後の片脚着地衝撃の非対称性には膝伸展筋力の非対称性が関係していることも報告しています[16)]．

　損傷・再損傷リスク要因としての機能的な問題を考慮せずに，「なんとなく姿勢が悪い」「なんとなくバランスが悪い」などという指摘や修正では，目的がはっきりしないため，アスリートの理解や意欲を高めることも，動作を修正することもできません．そのような指導では再損傷予防に直結しないのです．

ステップやジャンプの着地で，前足部（母指球や小指球）ではなく踵から接地しがちなアスリートがいますが，踵で接地すると着地衝撃が大きくかかり，再損傷リスクが高まるといわれています[17]．多くのアスリートがこのような接地パターンを無意識に習慣化しています．ただし，だからといって踵接地が得意なアスリートに不用意に前足部から接地するよう指示するのも危険なのです．急にバランスが悪くなり，かえって再損傷リスクを高めるからです．実際のスポーツ場面では常に得意な運動パターンで動作できるとは限らないため，

運動・動作のパターンを少しずつ変えながら
アライメントや着地衝撃をチェックし，
自発的にコントロールさせる

ことも大切にします．たとえばジャンプ後の着地中に体幹が後傾すると，四頭筋が優位に活動して脛骨前方移動が過度になり ACL 損傷などが発生しやすくなるので，体幹を前傾させ，ハムストリングスが活動しやすい状態での着地を練習しますが，サッカーであれば空中ボールをヘディングで競り合い，ときにユニフォームをつかみ合いながら体幹を前傾する暇もなく着地するなど，リアルなスポーツではいつでもケガしにくい動きをできるわけではありません．ですから，ある程度危険をともなうシーンを想定して，そのような状況でもリスク要因を回避，コントロールできるような指導，練習もする，といった工夫もします．

着地直後の膝外反や体幹側方傾斜などをチェックするときには，上肢の運動が自由な状態だけでなく，手や腕を胸の前で組む，腰に手を置くなどして上肢の動きの影響を除いた条件でもチェックするべきです．上肢の動きを止めるとバランスやアライメントが急に崩れるアスリートは多いのです．あとは，落ち着いて同じ動作を 5 回またはそれ以上確認してから，アスリートに問題を指摘し，修正指導することをお勧めします．**動作を 1～2 回確認しただけでは不十分**です．先にも述べた通り，アスリートは常に同じ運動パターンで動作できるとは限らないからです．「たまたま」「偶然」その 1 回でアライメントやバランスがよいと観察されただけかもしれませんよ．

接地後だけでなく，接地前（空中時期）にも着目して指導する

ことも大事です．われわれは，空中時期に膝の屈曲が浅く，骨盤が過度に前傾している場合に接地衝撃が大きくなることを報告しています[14]．また，空中時期から着地にかけて，大腿四頭筋とハムストリングスが同時期に強く活動していると，着地中の衝撃がより大きくなることを報告しています[18]．

極める1で述べた通り，ACL損傷は接地後数十msで発生していますから，接地後に姿勢や筋活動を修正するのでは時間的に無理があります．だから，**接地前からの「準備」が大事**というわけです．たとえば，前方ランジで足底が接地する前に体幹が後傾したり，前傾が不十分になるアスリートは多いです（図2）．体幹後傾位での着地では接地衝撃が大きくなる上，ハムストリングスに対して四頭筋の活動が優位になるため脛骨が前方により偏位しやすく，ACLに過度なストレスがかかりやすいことが推察できます．接地前から適度な体幹前傾を保てると，再損傷リスクを減らすだけでなく，接地後の踏み切りや方向転換もスムースにできるはずです．

このように，再損傷リスク要因とパフォーマンス阻害要因はリンクしていることが多いのです．ぜひスポーツリハを極めに・究めて，再損傷リスク要因とパ

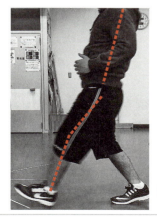

図2 ランジ動作の着地前にみられる体幹後傾，股関節・膝屈曲不足

第1部　スポーツリハビリテーション

フォーマンス阻害要因の一石二鳥の指導ができるようになりましょう．

アライメント，筋活動のコントロールでは，着地直後の外反位（valgus）や体幹側方傾斜をコントロールする予備筋活動を高め学習させます．この際，

> ❶ 大腿部や肩にバンドをかける
> ❷ 姿勢を崩す方向への負荷を着地直前のタイミングで素早く与える
> ❸ ❶と❷によってアスリートがアライメントを無意識にコントロールせざるをえない状況に誘導する

ことが有用です（図3，図4）．カッティング[*2]では，体幹の（進行方向と反対側への）流れや，歩幅の広い踏み切りは膝の過度な外反につながります[19)～26)]．**「重心が低く，小刻みで，瞬時に進行方向を向く」カッティングは，再損傷リスクの軽減とともに，素早い動きにもつながるでしょう．**

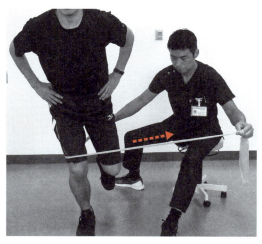

図3　ACL再建術後アスリートの着地直後の膝外反コントロールエクササイズ
前方ステップ中に，ゴムバンドで右足底接地前（空中時期）に股関節内転内旋，膝外反方向に負荷を与えて無意識にアライメント不良のためのコントロールと筋活動を促している

[*2] カッティング：スポーツ活動中に進行方向を切り返すこと

第4章　エクササイズ，トレーニング指導

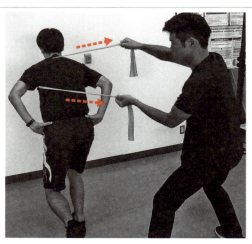

図4　ACL再建術後アスリートの着地直後の体幹側方傾斜，後傾コントロールエクササイズ
カッティング中に，ゴムバンドで右足底接地前（空中時期）に体幹後傾，右側方傾斜に負荷を与えて無意識にアライメント不良のためのコントロールと筋活動を促している

COLUMN 12
スキーでの膝靱帯損傷のメカニズム

　アルペンスキーで膝靱帯損傷を発生しやすいパターンには，スリップキャッチ，体幹後傾着地，不意なボーゲンポジションなどがあります[27]．アルペンスキーをはじめとする雪上スポーツは，バスケットボールやハンドボールなどの陸上スポーツとは受傷シーンやメカニズムはまったく異なります．ですから，体の使い方以外にも，ビンディング（ブーツとスキー板のアタッチメント）の開放値を調整したり，転ぶときは潔く転ぶということも受傷予防のポイントになってきます．大事なことなのでくり返しておきますが，**競技種目特性を考慮することは受傷予防の戦略になる**ということですね．

極める3 ≫ 一次損傷予防と二次損傷予防は一緒ではない（ACL損傷）

　これまで述べてきたように，ACL損傷の発生リスク要因には「運動力学的な問題」があります．この発生リスク要因は前向きなコホート研究や介入研究によって明らかにされてきており，私たちは自分自身の研究や臨床でのデータと統合しながら目の前のアスリートへの指導に役立てています．しかし，「ACL」というキーワードでヒットした文献を参考にする際には，研究の対象者が健常アスリートなのか再建術後アスリートなのかをはっきり区別することが大切です．

　健常アスリートとACL損傷後・再建術後アスリートでは，以下のような要素によって運動自体のパターンや運動学習のパターンが異なります．

> - 受傷
> - 手術侵襲
> - 炎症
> - 創部痛
> - 廃用症候群
> - 術後合併症
> - 心理的不安

　片側損傷の場合，「反対側はケガをする前と同じ状態になのでは…？」と思う方もいるかもしれませんが，前述したさまざまな問題により受傷側，再建術側の機能障害を反対側で代償する（かばう）運動パターンが定着している場合は，受傷前と同じとはいいきれないのです．

　実際に受傷後，再建術後のアスリートの両脚スクワットをみると，受傷側や再建術側の痛みや筋力不足をかばって骨盤がシフト，回旋する現象がよくみられます（図5-a）．術側での片脚スクワットでもバランスをとるために，浮かせている非術側の下肢が開いたり，つま先が過度に外向きになっているのもよくみられるクリニカルパターンです（図5-b）．

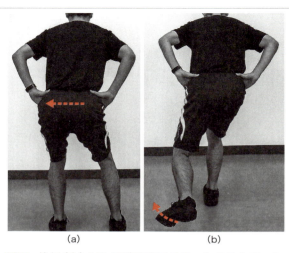

図5 片側(右)ACL再建術後アスリートのスクワット
(a)両脚スクワット:骨盤が非受傷側(左側)にシフトし、おしりが引けている。(b)片脚スクワット:浮かせている非術側の下肢が外転して、足が外に開いている

　ですから、**健常アスリートを対象とした研究データを損傷後や再建術後のアスリートに無理やり適用・応用するのは適切ではありません**。同側再損傷(再々建術後)例、両側損傷(両側再建)例では、経過も長く、代償性の運動パターンがより複雑なため、なおさらです。ヒットした研究の対象者が健常な場合は一次(初回)損傷予防に、再建術後の場合は二次(再)損傷予防の参考になるという基本を押さえて論文を熟読し、指導に役立てましょう。

第1部 スポーツリハビリテーション

COLUMN 13

スポーツ動作の評価は攻めの姿勢が大切だが，ケガをさせては元も子もない

　症状やアライメント，動作能力をチェックするために，われわれは院内含めさまざまな場面で走行，ジャンプ着地，カッティングなどのスポーツ動作をアスリートにしてもらいます．スポーツ動作では立ち上がりや歩行などの基本動作よりも身体が生み出すパワーや身体にかかる力学的なストレスが大きいため，チェックやテストといえどケガをする可能性があります（例：外側ホップテストで足関節内反捻挫，サイドブリッジテストで急性腰痛）．

　身体の問題は当然として，床が滑らないか，靴は変形していないか，他者との接触はなさそうかなどに注意し，声掛けしながら，動作を行わせます．エルゴメータ駆動，ストレッチなどのウォームアップも大切です．あとは「段階的なチェック」です．たとえば，片脚ホップ距離の計測ではウォームアップ後にいきなり全力でジャンプさせるのではなく，数cmから徐々に距離を増大させて症状や動作の安定感をアスリートに確認させて最終的に最大努力でのホップ距離を計測するのです．

　チェック，テストといえども，ケガをさせては元も子もありません．ケガの予防対策をしっかり立てておきましょう．万が一，ケガが起きてしまったら，各施設の約束に従って報告・連絡・相談します．間違っても責任を逃れようと曖昧にしたり，お蔵入りさせてはいけませんよ．そして，原因を徹底的に追及し，誰の目にも明らかな予防策を講じ，注意喚起ポスターを室内に貼るなどの「見える化」が大切なのです（図1，図2）．

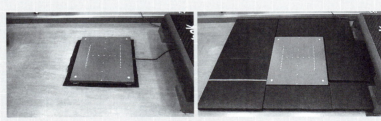

図6　フォースプレート上での片脚着地テストでの足関節軽度捻挫インシデント後の対策
（左）インシデント発生前，（右）インシデント発生後（厚みのあるラバーを敷いて高低差を解消）

第4章　エクササイズ，トレーニング指導（077）

競技復帰へのカギ：負荷の漸増

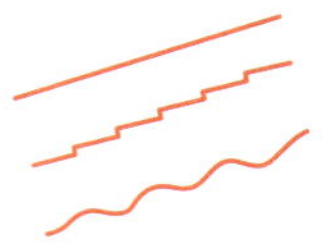

✓ 症状をみながら，動作レベルを少しずつ上げる
　（できそうでも急に負荷や速さを上げない）

✓ テストでも1回目から急に全力を出そうとしない
　（十分なウォーミングアップ）

✓ トレーニングの数時間後や翌朝の症状を確認しながら進める

✓ 1日に20%以上の負荷量増大は控える

図7　事故防止のための注意喚起ポスター

COLUMN 14

アスリートに伝わらなければ意味がない！

セルフケア，エクササイズを指導するときには，自分では根拠や理屈がわかっていても，アスリートに理解してもらって，実践してもらえなければ，何の意味もありません．

理解力やコンプライアンス（従順性）に問題があるアスリートがいることは確かで，アスリートに問題はなくとも環境面での限界があることは重々承知していますが，スポーツリハ専門職としては「いくらいってもやってくれない」「いうことはいったから，あとは本人次第」なんてことはいいたくない（いっちゃいけない）と思います．コミュニケーションがうまくいかない典型例は，**「しゃべりすぎ」**と**「しゃべらなすぎ」**，**「具体的すぎ」**と**「曖昧すぎ」**ではないでしょうか．経験不足のせいでアスリート個々の理解力や意欲・心理状態をうまくつかめずに，難しい言葉を並べ立てて，アスリートの消化不良に気づかない「自己満足さ

ん」や，根拠や理論，メリットを過不足なく説明できず，行動変容を支援できない「低信頼性さん」は，スポーツリハの現場では正直にいって役に立ちません．

行動分析学について勉強しながらトライ＆エラーをくり返し，アスリートがすんなり理解してかつ能動的に取り組める指示や称賛をすぐに出せるようになりましょう（自戒を込めて）．

スポーツリハの現場では多職種連携が不可欠であり，アスリートはもちろんですが，彼らを直接指導しているコーチやトレーナーにもアスリートの問題点や自己管理・エクササイズ，方針などをわかりやすく，短時間で伝える能力もとても大切になります．「いろいろ小難しいことをいってるけど，ようわからん」と思われてしまう「専門職ジャーゴンさん」になってしまうのもまた，多職種チームの一員としては役不足なのです．

第 1 部　スポーツリハビリテーション

COLUMN 15

靴，用具にも再損傷予防やパフォーマンス向上のヒントがある

着地中に膝の内外側への動揺が著明で，運動後に関節が腫れやすいアスリートの靴底をみると，「内側もしくは外側が明らかにすり減っていて，しかもすり減り方に左右差がある」なんていうケースは珍しくありません．特に中高生に多くいるように思います．

歩行やランニングで足部の外反や内方シフトの要因と考えらえる場合は（明らかにそう考えられなくとも），早めに靴を新調することを勧めましょう．靴を変えるだけでアライメントがよくなることもあるのです．

ほかにも，重すぎるバットを使って手関節部痛（ひどい場合は有鈎骨疲労骨折）を起こす野球選手，体に合わない重さや形状，ガット反発強度のラケットを使用してテニス肘（上腕骨外側上顆炎）を起こすテニス選手など，用具を使うスポーツは「用具とアスリートのマッチング」も障害予防やパフォーマンス向上に不可欠になります．

スポーツリハの際に，ふだん使用している靴や用具をもってきてもらって，早速チェックしてみてください．

（相澤　純也）

極めに究めると，こんなことができる！

1. **ACL 損傷に対し，スクワットやブリッジだけでなく，受傷動作そのものにも着目したリハビリテーション指導ができる**

2. **ACL に過度な負担をかけることなく，合理的な指導をして効果を出せる**

3. **初回の損傷と 2 回目以降の損傷とでは，病態も治療法も異なることを理解してアプローチできる**

第 4 章　エクササイズ，トレーニング指導（*079*）

●文献

1) Koga H, Nakamae A, et al : Mechanisms for noncontact anterior cruciate ligament injuries : knee joint kinematics in 10 injury situations from female team handball and basketball. Am J Sports Med 2010 ; 38 : 2218-25.

2) Lai CCH, Ardern CL, et al : Eighty-three percent of elite athletes return to preinjury sport after anterior cruciate ligament reconstruction : a systematic review with meta-analysis of return to sport rates, graft rupture ratesand performance outcomes. Br J Sports Med 2018 ; 52 : 128-38.

3) Wiggins AJ, Grandhi RK, et al : Risk of secondary injury in younger athletes after anterior cruciate ligament reconstruction : A systematic review and meta-analysis. Am J Sports Med 2016 ; 44 : 1861-76.

4) Wright RW, Magnussen RA, et al : Ipsilateral graft and contralateral ACL rupture at five years or more following ACL reconstruction : a systematic review. J Bone Joint Surg Am 2011 ; 93 : 1159-65.

5) Ardern CL, Webster KE, et al : Return to sport following anterior cruciate ligament reconstruction surgery : a systematic review and meta-analysis of the state of play. Br J Sports Med 2011 ; 45 : 596-606.

6) Grindem H, Snyder-Mackler L, et al : Simple decision rules can reduce reinjury risk by 84 % after ACL reconstruction : the Delaware-Oslo ACL cohort study. Br J Sports Med 2016 ; 50 : 804-8.

7) Paterno MV, Schmitt LC, et al : Biomechanical measures during landing and postural stability predict second anterior cruciate ligament injury after anterior cruciate ligament reconstruction and return to sport. Am J Sports Med 2010 ; 38 : 1968-78.

8) Meyer EG, Haut RC : Anterior cruciate ligament injury induced by internal tibial torsion or tibiofemoral compression. J Biomech 2008 ; 41 : 3377-83.

9) Kiapour AM, Quatman CE, et al : Timing sequence of multi-planar knee kinematics revealed by physiologic cadaveric simulation of landing : implications for ACL injury mechanism. Clin Biomech (Bristol, Avon) 2014 ; 29 : 75-82.

10) Markolf KL, Jackson SR, et al : ACL forces and knee kinematics produced by axial tibial compression during a passive flexion-extension cycle. J Orthop Res 2014 ; 32 : 89-95.

11) Kiapour AM, Demetropoulos CK, et al : Strain response of the anterior cruciate ligament to uniplanar and multiplanar loads during simulated landings : Implications for injury mechanism. Am J Sports Med 2016 ; 44 : 2087-96.

12) Cerulli G, Benoit DL, et al : In vivo anterior cruciate ligament strain behaviour during a rapid deceleration movement : case report. Knee Surg Sports Traumatol Arthrosc 2003 ; 11 : 307-11.

13) Dai B, Butler RJ, et al : Using ground reaction force to predict knee kinetic asymmetry following anterior cruciate ligament reconstruction. Scand J Med Sci Sports 2014 ; 24 : 974-81.

14) Aizawa J, Ohji S, et al : Correlations between sagittal plane kinematics and

landing impact force during single-leg lateral jump-landings. J Phys Ther Sci 2016 ; 28 : 2316-21.

15) Aizawa J, Hirohata K, et al : Limb-dominance and gender differences in the ground reaction force during single-leg lateral jump-landings. J Phys Ther Sci 2018 ; 30 : 387-92.

16) Aizawa J, Ohji S, et al : Relationship between asymmetrical jump-landing impact and quadriceps strength after unilateral anterior cruciate ligament reconstruction. Phys Med Rehabil Res 2019 ; 4 : 1-6.

17) Koga H, Nakamae A, et al : Hip and ankle kinematics in noncontact anterior cruciate ligament injury situations : Video analysis using model-based image matching. Am J Sports Med 2018 ; 46 : 333-40.

18) Ohji S, Aizawa J, et al. Correlations between vertical ground reaction force, sagittal joint angles, and the muscle co-contraction index during single-leg jump-landing. Asian J Sports Med 2019 ; 10 : in press.

19) Shin CS, Chaudhari AM, et al : Valgus plus internal rotation moments increase anterior cruciate ligament strain more than either alone. Med Sci Sports Exerc 2011 ; 43 : 1484-91.

20) Jamison ST, Pan X, et al : Knee moments during run-to-cut maneuvers are associated with lateral trunk positioning. J Biomech 2012 ; 45 : 1881-5.

21) McLean SG, Huang X, et al : Association between lower extremity posture at contact and peak knee valgus moment during sidestepping : implications for ACL injury. Clin Biomech (Bristol, Avon) 2005 ; 20 : 863-70.

22) Dempsey AR, Lloyd DG, et al : Changing sidestep cutting technique reduces knee valgus loading. Am J Sports Med 2009 ; 37 : 2194-200.

23) Dempsey AR, Lloyd DG, et al : The effect of technique change on knee loads during sidestep cutting. Med Sci Sports Exerc 2007 ; 39 : 1765-73.

24) Kristianslund E, Krosshaug T, et al : Artefacts in measuring joint moments may lead to incorrect clinical conclusions : the nexus between science (biomechanics) and sports injury prevention! Br J Sports Med 2013 ; 47 : 470-3.

25) Houck JR, Duncan A, et al : Comparison of frontal plane trunk kinematics and hip and knee moments during anticipated and unanticipated walking and side step cutting tasks. Gait Posture 2006 ; 24 : 314-22.

26) Sigward SM, Powers CM : Loading characteristics of females exhibiting excessive valgus moments during cutting. Clin Biomech (Bristol, Avon) 2007 ; 22 : 827-33.

27) Bere T, Flørenes TW, et al : Mechanisms of anterior cruciate ligament injury in World Cup alpine skiing : a systematic video analysis of 20 cases. Am J Sports Med 2011 ; 39 : 1421-9.

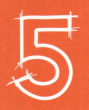
スポーツ復帰

極める1　「種目やポジションごとに求められる動き」に応じた指導が重要

極める2　専門職同士の協力と隙のない指導がアスリートに勝利をもたらす

極める3　怠慢・油断すると，症状悪化・再損傷の「しっぺがえし」をくらう

極める4　事故や外傷への対応は「PRICES」と「医療機関搬送」が基本

極める1 》 「種目やポジションごとに求められる動き」に応じた指導が重要

スポーツリハビリテーション（スポーツリハ）の最終目標は

受傷前のパフォーマンスレベルでのスポーツ復帰

です．なので，スポーツリハ専門職には復帰に向けた効果的でリアリティのある管理やエクササイズを指導するために下記のような要素が求められます．

第1部　スポーツリハビリテーション

- アスリートが参加していた（復帰を希望している）スポーツ種目，ポジションでどのような動きが求められるかを理解
- それらをできるだけ再現して，症状やアライメント不良，パフォーマンス発揮不足などをスクリーニング

　たとえば，バドミントン選手はラケットを持った側の後側方にステップしてシャトルに反応した際に膝外傷が生じやすいのですが，ラケットを持たずにステップ練習だけやっていても再損傷リスク要因となるアライメント不良はチェックアウトできませんし，予防のための具体的な動作指導も難しいでしょう．また，パフォーマンス向上にスムースにつなげることもできません．

　ですから，スポーツリハ専門職が，こんなことをするのはNGです．

- ✖ 足関節捻挫のバレーボール選手なのに，レシーブ動作中の痛みをチェックしない
- ✖ 膝半月板損傷の力士なのに，四股やすり足での膝内外反動揺を確認しない
- ✖ 肩関節前方脱臼のラグビー選手なのに，タックルやスクラムの姿勢をチェックしない
- ✖ 鼠径部痛のスピードスケーターなのに，スケーティング様動作での腰椎・骨盤・股関節アライメントやバランスを確認しない

　すべてのエクササイズやトレーニングの指導は，アスリートが参加している（復帰を予定している）競技種目で求められる身体能力を考慮して計画するべきです．ラグビーやアメリカンフットボール，相撲などのコンタクトスポーツのアスリートなら，自重や軽負荷でのトレーニングに終始することは適切ではなく，接触プレーに相当する重量に対して押す，もち上げる，引く，支えるといったメニューが不可欠です．ハンドボールなら，素早い切り返しに加えてオーバーヘッドスローやジャンプシュートの要素を取り入れるべきですし，テニスや卓球なら，前後左右への切り返しとラケットスウィングを組み合わせた要素をエクササイズに組み込みます．

第5章　スポーツ復帰（083）

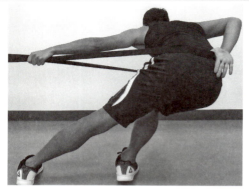

図1 スピードスケーターのスケーティング様動作（バンド使用）での腰椎，骨盤，股関節アライメントやバランスのチェック

　もちろん，トレーニング施設ならまだしも，病院の中でこのような動きをチェックするには限界があります．私が所属するセンターのスポーツリハ室も広くはありませんし，機器・用具にも限界はあります．ですが，アスリートと相談しながら，実際のスポーツでの環境や動きを再現し，できるかぎり問題点をチェックするようにしています（図1）．

　復帰に向けたスポーツリハでは，評価であろうと指導であろうと，個々のアスリートが参加するスポーツに「特異的な動作」をどんどん取り入れていくということです（安全性に十分に配慮することはお忘れなく）．

　試合で求められる動き以外では，実際に選手が普段行っているウォームアップ，持久力トレーニング，アジリティトレーニング，ストレングストレーニングの内容も選手から聞いてある程度把握しておくと，スポーツリハ指導の計画に役立ちます．また，限界はあると思いますが時間が許せば実際現場に出向いて確認するのもお勧めです．上手にできるかどうかはさておき，アスリートが行っているトレーニングをとにかく自分で体験してみることも重要です．

　バックスクワット，デッドリフト，クリーン，スナッチなどのストレングストレーニングの理屈や手順は知っていても，実際にシャフトを握ってやってみた経験のある方は意外と少ないのではないでしょうか．「百聞は一見にしかず」，一度体験してみると選手への指導の説得力も増すはずです．アスリートも，心のどこかで「実際にやってみたこともないくせに」と思っているかもしれませんよ．

第1部　スポーツリハビリテーション

COLUMN 16

試合スケジュール，シーズンを把握していますか？

ご存知の通り，スポーツの種目，レベル，カテゴリーによって年間の試合スケジュールやシーズンは異なります．スポーツ復帰時期の検討は，これらを把握することから始まります．そして，スポーツ外傷・障害のタイプ・程度，術後の計画，アスリート個々の身体機能やニーズ・ホープをすり合わせて，復帰時期を絞り込み，実際の経過をみながら多職種で相談しつつ微調整していきます．大体の復帰時期を決めたからといってその通りに進むとは限りませんが，復帰目標時期を設定することはアスリートのモチベーションに大きく影響します．プロアスリートの場合は，契約や収入に直接かかわる重大なポイントです．スポーツリハ専門職はアスリートの身体機能や動作だけでなく，試合スケジュールやシーズンを十分に理解し，「スポーツ復帰時期検討チーム」で中心的な役割を担うべきでしょう．

COLUMN 17

スポーツ現場を体感しろ

病院や施設内でスポーツリハを長く経験すればスポーツ現場でしっかり貢献できるかというと難しいと思います．チームに帯同するスタッフとして実際のスポーツ現場でのケア，指導，救急対応をできるようになるには，やはり現場での経験が不可欠です．スポーツ現場には現場の人にしか経験できない迫力や緊張感，スピード感があります．私自身はスピードスケートやバレーボールの現場にかかわっており，スピードスケート選手は病院内で何人もみていますが，初めて実際にスケートリンクに足を運び，スケーティングをみたときに，スケーターの姿勢，息使い，滑走の速度や音，スラップが戻る音などに「お〜！」と衝撃が走ったのは鮮明に覚えています．現場に赴き，五感を使ってその空気を体験して初めて気づくことや，臨床に役立つ発見もきっとあるでしょう．

第5章　スポーツ復帰（*085*）

極める 2 専門職同士の協力と隙のない指導がアスリートに勝利をもたらす

　私が20歳代前半で大学病院に勤めていた頃，アスリートを「俺の力でなんとかスポーツ復帰させたい！」と息巻いていた時期がありました．受傷後急性期や術後早期の管理，ケア，エクササイズ指導の経験はそれなりにありましたが，スポーツ復帰やその後のパフォーマンスエンハンスメント，再受傷予防に向けたアプローチや多職種連携の経験が圧倒的に乏しい状態でしたし，スポーツ現場での実際のトレーニングや試合についての具体的な勉強も足りなかったと思います．

　ご存知の通り，アスリートのスポーツ復帰はいろいろな専門職がチームとなって支援して，初めて再受傷予防やパフォーマンスエンハンスメントがうまく進みます（それでもうまくいかないときがあるぐらい難しい）．1章の表2でも触れたようにアスリートをサポートする専門職はたくさんありますが，これらのどれか1つだけでは役不足なのです．中には複数の資格をもっていて，さまざまな分野の知識，技術に精通しているスーパーマンのような専門職がいるのは確かですが，多職種連携は不要という専門家はいないでしょう．自分が専門とする知識・技術を磨き，自身が可能な医療活動の容認範囲をしっかり理解し，アスリートに自信をもって提供することは大切ですが，**専門外のことや環境的に関与が難しいアプローチについては適切なタイミングで他の専門家に相談・紹介することも同じくらい大切**です．そのほうが，アスリートも安心してスポーツリハやトレーニングに集中できるのです．スポーツ現場でのアスリートとのかかわりの1つの特徴としては，**病院と異なり，アスリートは必ずしも症状があるとは限らない**という点です．実際に，アスリートのニーズは次のように多彩です．

- 動きが悪い
- 力が入りにくい
- 痛くなりそう
- なんかおかしい
- 特に問題ないけど午後のレースに向けてチェックしてほしい

第1部 スポーツリハビリテーション

COLUMN 18

ドーピング

ドーピングとは「スポーツにおいて禁止されている物質や方法によって競技能力を高め，意図的に自分だけが優位に立ち，勝利を得ようとする行為」です．**ドーピングはすべて自己責任**というのが基本的な考え方であり，たとえば，信頼している方に勧められても内容物不明なサプリメント，ドリンク，薬は飲まない．飲みかけのドリンクをそのまましばらく放置して，その場を離れたらもうそのドリンクには口をつけない，というくらいの緊張感が必要です．国際レベルやプロのアスリートと話しているとドーピングに関連した話題になることがあります．スポーツリハ専門職としてアンチドーピングに関する基本的な知識は押さえておきたいものです[2]．

極論，現場では症状がよくなるというよりは，よりよいプレーができることが大事であり，スポーツリハ専門職も「**プレーがよくなるために何ができるか**」を常に考えなければ，スポーツ現場での多職種連携で話がかみ合わない場面が出てきます．要は，

> 「アスリートが勝つ」こと
> にこだわる姿勢も重要

ということです．アスリートを中心とした多職種連携において私が大切にしていることは

- 情報共有のタイミング
- 正直な報・連・相（報告・連絡・相談）

です．院内では医師や看護師，義肢装具士，部門スタッフと情報を共有するためにカルテを迅速にしっかり書くようにしています．アスリートの所属チームにトレーナー，医師，ストレングスコーチがいる場合には経過や方針についてメールでできるだけ共有するようにしています．それほど難しいことではないのです

が，日々やるとなるとそれなりに大変です．でも，スポーツリハ専門職として他の職種に信頼してもらい，チームの一員にしてもらうには不可欠な努力だと考えて取り組んでいます．

そして，実際の練習や試合の現場は，アスリート，監督，コーチ，運営スタッフ（アナリスト，マネージャー，強化部長など）で成り立っていて，**スポーツリハ専門職の立場は彼らの下にあたる**ということを忘れてはいけません．そして，**アスリート，チーム，コーチの要請を理解し，折り合いをつけることが大切**なのです．

たとえば，バレーボール選手が腰痛を訴え，評価の結果は急性症状だったとします．「週末の試合は出ないほうがよい」とスポーツリハ専門職が判断しても，選手がチームの主力であるほど，また重要な試合であるほど，「じゃあ休ませます」という判断にすんなりいくとは限りません．大相撲力士の場合も，どうみても無理があるとスポーツリハ専門職が思っても，番付を下げられないといった要請に合わせた復帰プランと対策を考えなければならない，という場面もあります．このような場合，無理をした場合のリスクについてしっかり説明した上で，ケア，動作指導，テーピングなどで痛みをできるだけコントロールし（ときに鎮痛薬を飲んで試合に出ることもある），あとは選手やチームの価値観，方針に従うという姿勢が基本になると私は考えています．

COLUMN 19
復帰基準，設けてますか？

　私が所属する部門では，これまで蓄積してきた実際の臨床データや，根拠に基づくコンセンサス[1]を参考にして，ACL再建術後のアスリートにおけるジョギング開始基準やスポーツ復帰基準（表1）を設けており，スポーツリハのステップアップを客観的に判断しています．このような基準は，それぞれの施設における術式と術後成績，スポーツリハの進め方などによってさまざまだと思います．ですが，アスリートの立場に立てば，どの病院で再建術を受けても標準的なスポーツリハができて，ある程度同じ評価や基準をもとにステップアップできるほうが安心だろうと思います．今後の大きな課題ですね．

(088)

第1部　スポーツリハビリテーション

表1　ACL再建術後のスポーツ復帰基準の1例

	競技特異的・ 部分練習参加	対外試合・公式戦参加
● 術後経過月数	6カ月↑	7カ月↑
● 膝関節腫脹ストロークテスト	0〜1+	0〜1+
● 膝伸展筋力LSI	80%↑	90%↑ ※コンタクトスポーツ, 格闘系は100%↑
● 膝屈曲筋力LSI	80%↑	90%↑ ※コンタクトスポーツ, 格闘系は100%↑
● サイドブリッジ保持時間	30秒↑	60秒↑
● 下肢前方リーチ距離	90%↑	95%↑
● 片脚ホップ距離LSI （前，外，内方向）	80%↑	90%↑
● pVGRF LSI	80〜120%	90〜110%
● 自覚的走行能力	80%↑	90%↑
● 非対人練習	怖さなし	怖さなし
● 競技特異的 フィールドトレーニング	―	問題なし

LSI：limb symmetry index，pVGRF：peak vertical ground reaction force（片脚着地中の垂直床反力最大値）

極める3 ≫ 怠慢・油断すると，症状悪化・再損傷の「しっぺがえし」をくらう

　再受傷予防のためのスポーツリハに終わりはありません．試合に復帰したり，よい成績を収めることだけがスポーツリハのゴールのように思えますが，それらも通過点にすぎません．なぜかというと，アスリートがスポーツをしているうちは，再受傷をしてわれわれの元に戻ってくる可能性はゼロにはならないからです．まさに「終わりなき旅」です（図2）.

　とはいえ，再受傷リスク要因に懸命にアプローチしてもすべて理想的なレベルまで修正できるとは限らず，「このあたりが限界かな」「もう十分にやったな」「（不

第5章　スポーツ復帰（*089*）

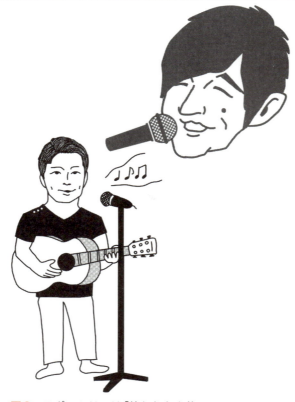

図2　スポーツリハは「終わりなき旅」

安はあるけど）大丈夫でしょう！」と思う（思いたい）ことは多々あります．しかし私の経験上，スポーツリハ専門職が予防的な指導・ケアを怠り，万が一のアクシデントに油断すると，症状悪化，最悪の場合は再受傷という「しっぺ返し」を食らうことになります（もちろん，怠慢や油断が一切なくとも症状悪化や再受傷してしまうことがあるのがスポーツというものですが…）．

では，「怠慢・油断のないスポーツリハ」とはどのようなものでしょうか．いろいろな考えがあるかと思いますが，私は，

> ● **基準設定**：アスリートのトレーニングや練習，試合のレベルを次のステップに進めるために再損傷リスク要因を主とした客観的な基準を設けて厳しく判定すること
> ● **心配性**：他職種と連携しながら，基準を満たすまでしつこくアプローチし続けること

と考えています．逆の言い方をすると，基準を設けないことや，**基準を満たしていないのに何となくステップアップさせることが怠慢・油断**だと考えています．基準を設けずに漠然とステップアップを判断・許可していると，症状増悪や再受傷が起きた場合に過去を振り返って反省をすることすら難しくなるのです．普段のケアや指導の場で「大丈夫かな」「あれも言っておけばよかったな」と心配に思ったとき，直感的に「嫌な予感」がするときは，不幸にも嫌な予感が当たってしまうこともあります．「膝の腫れ，痛みをみながら慎重に動いてください」「杖歩行中は雨天や人混みでの行動は十分に注意してください」など，小さなことでも帰ろうとしているアスリートを呼び止めてでも伝えるぐらいの「心配性」を大切にしています．「基準設定」と「心配性」で，症状増悪と再受傷というしっぺ返しを少しでも減らしたいところです．

極める4 ≫ 事故や外傷への対応は「PRICES」と「医療機関搬送」が基本

　スポーツ現場ではさまざまなことが起こります．安静やPRICES（後述）で対応する捻挫や肉離れだけでなく，医学的な処置を要する裂傷，脱臼なども生じます．当然ですが，医療スタッフなら何でもやってよいわけではなく，創部の処置であれば医師，脱臼整復であれば柔道整復師，というように国家資格ごとの医療行為を改めて明確にしておくことは重要です．しかし，有資格者がその場にいないことも多いため，**やむをえず対応する場合の決めごと（説明と同意，限界など）を事前に準備しておくことも不可欠**です．スポーツ現場で死亡事故に至る重篤な外傷があります．それは次の**3H**です．

> ❶ **H**eart（心臓）
> ❷ **H**ead（頭部）
> ❸ **H**eat（熱中症）

心臓では胸部にボールやパンチを受けて生じる心房細動，心臓振盪，頭部では脳振盪やくも膜下出血，脳挫傷，熱中症では重症度が最も高い熱射病になると体温が下がらずに死に至ることもあります．これらは「無知」と「無理」が原因であるといわれており，多くは事前の学習と準備，そして無理させない判断で予防できると考えられています．ポイントは予測と回避で，基本的な流れは

> ❶ 評価
> ❷ 心肺蘇生
> ❸ AED（自動体外式除細動器，automated external defibrillator）
> ❹ 応急手当
> ❺ 搬送

となります．欧米ではスポーツ現場での事故が法廷闘争になることも珍しくなく，法学的には事故は起きてからどうしたということよりも，起きる前にどういう事前準備をしていたか，何をすべきであったかが問われるといわれます．ですから，運動器，脳外傷，心臓振盪などいくつかの主要な外傷ごとに emergency action plan（EAP）を用意しておくことが不可欠です．

急性スポーツ外傷への救急対応の基本は次の2つです．

> ❶ PRICES
> ❷ 医療機関搬送

❶ PRICES

　PRICES とは，次のような対応の略語です．

Protection (保護)
Rest (安静)
Ice (冷却)
Compression (圧迫)
Elevation (挙上)
Stabilization (固定)

　心臓振盪などではAEDによる除細動，心肺蘇生が必要になることもあります．PRICESや心肺蘇生は理屈や手順を頭で理解していても実際に行動するとなると勝手が違います．「包帯を短い時間で巻く」「アイスパックの準備手順」「緊急連絡の指示方法」「AEDの設置場所の把握」などは，普段からの練習や情報収集で改善できるはずです．冷却（icing）に使うアイスパックはうまくつくれますか…？　空気を抜きながらパックをぐるぐる回して氷を平らにし，受傷部位との接触面を均一にするのがポイントです．救急対応は事前に役割分担を決めていないと対応が遅れ，救命の可能性が低下します．「AEDもってきて！」という指示1つとっても，AさんからBさん，BさんからCさん，CさんからDさん…と，指示がぐるぐる回って時間ばかりが経過してしまう「AEDもってきてリレー」も避けたいですね．

　熱中症の最重症度である熱射病には，なにより先に全身を冷却して体温を下げることが不可欠です．救急要請や搬送のために冷却が遅れてしまうと死亡率が高まるといわれています．高温多湿環境でのスポーツ現場ではアイスバス，氷水をためるブルーシートなどを事前に用意しておくことは医療スタッフとしての責任といえるでしょう．現場では実際にできるかが大切であり，どんなことでも普段から手を動かしてトライする習慣をつけたいものです．

　スポーツ現場での外傷で歯が折れたり，抜けてしまった場合，その歯はどうしますか…？　水道水で洗いますか？　泥をこすって洗いますか？　実は，それでは歯にある神経が機能しなくなってしまうのです．万が一のために歯の保存液（図3）を用意しておくとよいでしょう．ラグビーや打撃系格闘技のような激しいコンタクトスポーツに帯同しているときは必須です．もし，歯の保存液が手元

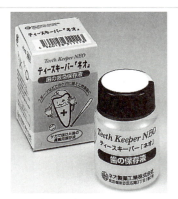
図3 歯の保存液の1例
ネオ製薬工業社製ティースキーパー「ネオ」

になければ牛乳で代用できることも覚えておきたい知識です．

❷ 医療機関搬送

　医療機関搬送が基本と知っていても，練習・試合現場の周辺にある病院などの情報を事前に収集していなければ，事故発生後の迅速な判断・行動は難しいでしょう．ルールにもよりますが，外傷が発生した場合に医療スタッフがいつでもすぐにアスリートに近づき，ストレッチャーや救急車などで搬送できるわけでもありません．事前に緊急搬送の動線を確保しておき，搬送ルートを決めておくことが不可欠です．気が動転していると119番すら出てこない場合もあるでしょうし，場所を聞かれたときにグラウンドや体育館の住所や名称をとっさにいえる人は意外と少ないといわれています．とにかく事前準備とイメージトレーニングが重要なのです．

　また，外傷が発生した場合は，選手やチームスタッフの希望も重要ですが，医療スタッフとして症状増悪や二次損傷の危険性が高いと判断したら，勇気をもって「出てはいけない」という判断を固辞するべきです．これにはもちろん議論はあると思いますが，スポーツリハ専門職にはアスリートの身体や将来を最優先する姿勢が求められるでしょう．

ACL再建術，半月板縫合術，股関節鏡手術，アキレス腱縫合術などの観血的治療の後には，手術侵襲への生体防御反応として創部の炎症症状が増し，体温が上昇します．2～3日の急性炎症期を過ぎると徐々に改善するのが一般的ですが，改善しない場合や悪化する場合には感染が疑われます「風邪でもないのに体温が上がって，関節の腫れも増している気がするけど，次回の診察が再来週だからちょっと様子をみよう」と考えるアスリートは少なくありません．関節腫脹や発熱が改善傾向を示さない場合には躊躇せずに診察を受けるよう退院前にアスリートに念を押しておきましょう．数例ではありますが，ACL再建術後に関節腫脹がおさまらず医師に診察を依頼し関節液を検査したところ感染していたというケースを実際に経験しています．

● **スポーツ装具**

スポーツ装具は部位ごとにさまざまなタイプが国内外で製造・販売されています．既製品だけでなく，義肢装具士が採型して作成するオーダーメイド装具もあります．保険がきいて3割負担で買えるものから，全額自費というものもあります．多用するスポーツ装具に関しては義肢装具士や業者からいつも情報を収集し，機会があれば実際に自分で装着してみます（学会などの企業展示は絶好のチャンスです！）．スポーツリハ専門職であれば，アスリートが希望したときに適した装具をいくつか提案できるようにしておきたいものです．

スポーツ復帰を検討する際，受傷部位や手術部位へのストレスを軽減し，アスリートの精神的不安を減らしつつパフォーマンスを向上させ，再受傷を少しでも予防するために補装具（支柱付き硬性装具やサポーターがあり，マウスピースも含まれます）やテーピングを駆使します．

中でもテーピングは，関節や筋肉のサポートにうってつけですが，実際に巻くとなると，プレーの特徴，適応，テープのタイプ，巻き方・はがし方，固定性が維持される時間，汗や水に濡れたらどうなるか，誰がどのタイミングで巻くか，自分で巻けるかなど，検討が必要です．また，テーピングは単に固定すればよいわけではなく，運動性とのバランスも大切です．固定しすぎれば「これではプレーできません！」，緩すぎれば「不安定で怖いです」となるわけです．

また，競技のルールによっては使用できない装具もあるため，それを知らずに処方してしまうと実際の試合では使えない，という事態になります．たとえば，「金属などの硬い支柱が付いた装具」はコンタクトスポーツの多くで禁止されています．「テーピング」は競泳やアーティスティック・スイミングでは禁止されています．「テーピングはよいが目立つ色はダメ」という競技もあります．試合直前に審判に指摘され「Oh my god!!」とならないように事前にルールを把握して，選手と共有しておきましょう．

COLUMN 20
ポテンシャルをいかに引き出すかがパフォーマンス向上のカギ

　スポーツリハでは，受傷部位の機能回復に焦点を当てて取り組みますが，それだけで受傷前のパフォーマンスレベルに到達するほどスポーツは甘くはありません．競技レベルの高いアスリートほどそういえます．ですから，受傷部位以外の身体機能の「ポテンシャル」を引き出すことが不可欠と考えています．

　ACL再建術後の空手アスリートの場合であれば，膝のパワーはもちろん重要ですが，前方に力強く踏み込むためには股関節外転・外旋位での筋パフォーマンスが重要になります．また，相手より早く拳をヒットさせるには手のリーチ距離を少しでも伸ばすことが大切になります．

　さらに，視覚で相手との距離感をつかみ，素早く反応する能力も重要です．このような機能を高めるために実際の動きで求められる関節角度での股関節筋力を高めたり（図4），上肢のリーチ距離を増すためのエクササイズを指導します．

　このようなポテンシャルにアスリートが気づいていない（気づいていてもハードトレーニングや連戦で時間的余裕がない）ことも意外と多く，スポーツリハ専門職の視点から改めて改善できるポイントがあるのです．アスリートの感覚とすり合わせながら仮説がバチっとはまり，実際にパフォーマンスが向上したときには快感を味わえますよ．

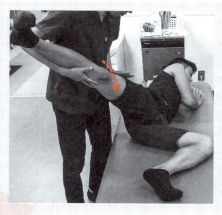

図4 右股関節伸展・外転・外旋位での殿筋パフォーマンスチェック

COLUMN 21

スポーツアナリストを知っているか？

　スポーツアナリストをご存知ですか？日本ではこの10年ほどで脚光を浴び始めた職業で，日本スポーツアナリスト協会（JSAA）も組織されています[3]．JSAAによると，「選手及びチームを目標達成に導くために，情報戦略面で高いレベルでの専門性を持ってサポートする職業」で，プレーの状況や展開をデータで残して，戦術を立て，パフォーマンスアップ，ときに障害予防にも助言する専門家です．スポーツにおける「参謀」といえるでしょう．アナリストは，日本では特にバレーボールでの活躍が注目されていますが，実際にはモータースポーツ，野球，サッカー，ラグビー，バスケットボール，フェンシング，スピードスケートなど，活躍の場は増えています．特に競技レベルの高いスポーツの現場では，データの収集・分析を元にした戦略構築が勝利を左右することが珍しくなく，アナリストの役割は，現代スポーツ界においてその重要性を増しているのです．

　また，参謀なだけあって，パソコンをタイプする速さは近くでみると圧巻です．知人のスポーツアナリストに聞いた話ですが，バレーボールでは男子より女子のほうがレシーブでよく球を拾うためアナリストの能力がより求められるということです．なるほどですよね．

（相澤 純也）

極めに究めると こんなことができる！

1. 種目やポジションごとに求められる動きを理解し，受傷前のパフォーマンスレベルでのスポーツ復帰を目指せる

2. 専門外のことや関与が難しい場合に，すすんで他の職種への相談や協力ができる

3. 目標達成まで緊密な指導をしながら，症状悪化や再受傷予防にも心を配れる

4. 万一のときに，「PRICES」に基づいたスポーツ事故への基本的な対応や，「医療機関搬送」ができる

● 文献

1） Kyritsis P, Bahr R, et al：Infographic. Avoid ACL graft rupture. Meet discharge criteria. Br J Sports Med 2016；50：952.

2） 公益財団法人日本アンチ・ドーピング機構. アンチ・ドーピングとは（https://www.playtruejapan.org/about）

3） 一般社団法人スポーツアナリスト協会ウェブサイト（http://jsaa.org/）

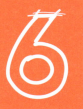

CHAPTER 6 高齢者のスポーツリハビリテーション

極める1 「参加年齢上限なし」のマスターズゲームズ
極める2 運動制限アドバイスのポイントは「家族に接するような思いやり」
極める3 「加齢変化」「既往・併存疾患」と折り合いをつけてスポーツ復帰を目指す

極める1 ≫「参加年齢上限なし」のマスターズゲームズ

　みなさんは,「高齢者のスポーツなど大したレベルじゃない」「わざわざ専門職がかかわるほどでもない」と心のどこかで思っていませんか…？　じつは,私もマスターズゲームズに参加する高齢アスリートにかかわることがなければ,そんなふうに誤解していたままだったでしょう.

　今さらと思われるかもしれませんが,日本は「超高齢社会」です.総務省統計調査によると,日本の高齢者（65歳以上）の人口は,2016年の時点で3,461万人,総人口に占める割合は27.3％と,ともに過去最高を記録しています（図1）[1].
　1～5章で,アスリート1人ひとりの状況に応じた治療・指導の必要性について症例を挙げながら述べてきました.スポーツを愛する中高齢アスリートの外

(099)

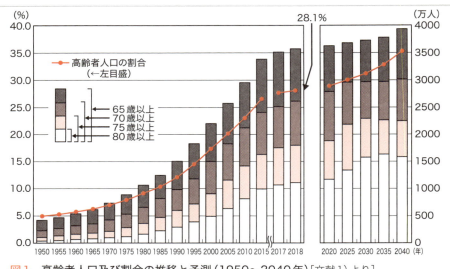

図1 高齢者人口及び割合の推移と予測（1950〜2040年）［文献1）より］

傷・障害の予防と改善には，若年アスリートにも増してさらに特別な配慮が必要です．本章では，今後スポーツリハビリテーション（スポーツリハ）専門職のますます重要なミッションとなる中高齢アスリートスポーツリハの少し特別な配慮について語っていきます．

みなさんは「マスターズゲームズ」をご存知でしょうか．デンマークに本部を置く国際マスターズゲームズ協会（International Masters Games Association：IMGA）が「sports for life」という理念を掲げて主催する**生涯スポーツ（中高年齢者）のための国際総合競技大会**です[2]．なんと，参加条件は「おおむね35歳以上であること」のみです．2021年には，アジアで初めて関西地域で開催される予定であり，35の競技，約5万人の参加を目標としています（図2）[3]．柔道の野村忠宏さん，野球の桑田真澄さん，マラソンの有森裕子さんなど，そうそうたるメンバーがアンバサダーに就任し，盛り上がりをみせています．

ニュースでご存知の方もいると思いますが，101歳の100m走アスリートや93歳のスイマーなど，年齢から考えると信じがたい記録を残しています．日本にも90歳以上の世界記録保持者が複数います．マスターズゲームズに出場する

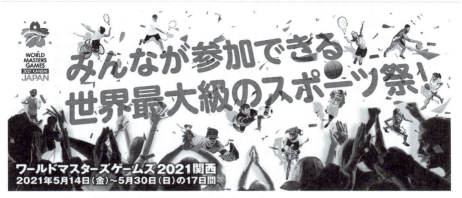

図2　マスターズゲームズ2021関西［文献3）より］

　中高齢アスリートは，体育の授業のように義務としてやっているわけでも，プロのようにそれで生計を立てているわけでもなく，ほとんどの方が渡航費や登録費は自費で賄っています．純粋に「スポーツをしたい！」「よい記録を出したい！」「自分や相手に勝ちたい！」という思いにつき動かされ，容易でない栄養管理やトレーニングを日々行っているのです．高齢者人口の増加と，医療技術・予防医学の進歩によって，スポーツを愛する高齢者や生涯スポーツの機運は今後さらに高まっていくことは間違いありません．

　このような背景の中で，スポーツリハ専門職としては，若いアスリートだけでなく，スポーツを愛する中高齢者の外傷・障害を予防，改善し，健康長寿社会に貢献することも重要なミッションであることをしっかりと認識しておかなければなりません．

　また，可能であればスポーツリハ専門職も自らスポーツに参加し，スポーツ活動によって健康寿命が伸延することを証明するのも一案です．マスターズゲームズの参加資格は「おおむね35歳以上」のみですから，いつ始めても遅いということはありません．もっといえば，記録会や試合に出ずとも，通勤での早歩きや階段昇降，仕事の合間のスクワットも広い意味でのスポーツです．「できない」と思っているあなた！　今すぐにでも始めてみてください．

COLUMN 22
必ずしも加齢＝機能低下ではない

「中高齢者は機能が低く，若い人は機能が高い」というのは誤解であり，医学的根拠はありません．同じようなスポーツ外傷で同じような手術を受けた中年の方と高校生を比べて明らかに中年の方の機能や運動コントロールがよい，なんてことはよく経験します．加齢による構造，機能の退行変化はあるにせよ，意識，神経筋コントロール，運動経験でカバーできる範囲は狭くないことを日々実感します．スポーツリハ専門職としては加齢＝機能低下という先入観を捨てて，実際の機能や動きを客観的にみることが大切です．

極める2 ≫ 運動制限アドバイスのポイントは「家族に接するような思いやり」

　一定以上の活動レベルのスポーツに参加している（または復帰を希望している）中高齢者にかかわるスポーツリハ専門職が，理解しておくべきことがあります．それは，過度なスポーツ活動の継続は

- さらなるスポーツ外傷・障害
- 二次的な症状，疾患

のリスク要因になってしまうということです．適度なスポーツ活動や，有酸素持久力，固有受容器感覚，バランス，筋力，柔軟性，姿勢修正の改善に向けた陸上や水中での適度なエクササイズが，中高齢者に多い変形性関節症の予防に効果があるのは確かです[4)~9)]．ですが，激しいランニングやジャンプ着地，切り返しを要するスポーツ（マラソン，サッカー，テニスなど）は，股関節症や膝関節症を発症，進行させる誘因にもなりえます[10)~12)]．

　変形性関節症による痛みや機能障害による活動性低下は，将来的な内部疾患リスクの増大にもつながります．このようにスポーツには「功と罪」「表と裏」があり，

第1部　スポーツリハビリテーション

スポーツを長く続けていれば
誰もが必ず健康になれるわけではない

のです．とはいえ，スポーツ参加は個々の価値観や環境によるので，受傷したからといって一方的にスポーツ活動を「もう止めましょう」「適度にしておいてください」などと指導することはできません．ですが，スポーツリハ専門職としてはスポーツ活動の裏の顔を知っているだけに，どこまで率直にコメントするべきか悩ましいというのが正直なところです．私は，客観的，中立的な視点をもちつつも，**この人が私の親だったら，何と言うか**を考えながら接するように心がけています．いずれにしろ，スポーツリハ専門職が中高齢者のアスリートとかかわる際には，このようなスポーツの功罪について理論的，科学的，倫理的に十分に考えながら助言，指導をしなければいけません．上記の問いに対するみなさんなりの回答をぜひ考えてみてください．

極める3 ≫ 「加齢変化」「既往・併存疾患」と折り合いをつけてスポーツ復帰を目指す

　次は，実際のケースを例に，高齢アスリートへのスポーツリハの進め方について具体的に解説します．その「難しさ」と「やりがい」について感じてみてください．

　私が所属するセンターには，さまざまなレベルの高齢アスリートがスポーツ復帰を目指して訪れます．基本的な考え方は若年アスリートと変わりありませんが，中高齢者の場合は，スポーツリハを受ける理由となったスポーツ外傷・障害以外に，内部障害を含めた既往歴や併存疾患が比較的多いため，限界を見極めつつ，折り合いをつけながらスポーツ復帰を目指す視点が必要になります．

第6章　高齢者のスポーツリハビリテーション (103)

高齢セーリングアスリートの両側変形膝関節症手術後のスポーツリハ

患者：73歳女性
スポーツ：セーリング（2人乗り，図3）
疾患：両側変形性膝関節症（内反変形・内側型）
経過：右側の脛骨外反骨切り術後，1カ月間で基本的なメディカルリハを終えて，全荷重許可された後にスポーツ復帰のために当センターを紹介された（図4-a）
関節可動域（度）：膝伸展－10/－5，屈曲120/135
膝伸展筋力（MMT）：4－/4
両脚スクワット：左膝内反，右膝外反，右足部外転位（図4-b）
歩行：右立脚期に体幹右傾斜，左立脚期に膝外側スラスト

手術によるアライメント変化（内反位 → 外反位）の効果を最大化する運動パターンの未学習と，非術側のアライメント異常の残存を考慮して，次のような治療方針を立てた．

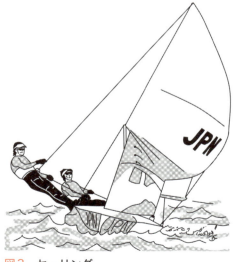

図3　セーリング

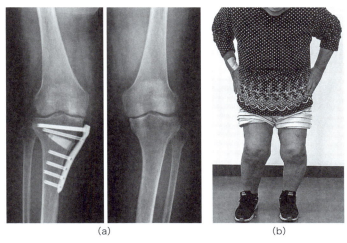

図4 症例
(a) 脛骨外反骨切術後, (b) スクワットでのアライメント不良

① 活動性を上げたときに問題になりうるアライメントや運動パターンの非対称性, 不良をスクリーニングし, 前もって過不足なく修正する
② スポーツ活動以外の膝関節症進行リスク (BMI, 筋力, 固有受容感覚, バランス, アライメントなど) について, 安全性, リアリティ, 限界を見極めながらコントロールする

　基本的な身体機能の障害や, 二次的な問題につながりやすいアライメント不良を確認し, 左右差を修正することとした. 高齢アスリートは, 若年健常者と違って, 非受傷側, 非術側が正常または理想な状態ではない場合や何らかの制限や低下がある場合が多い. 関節可動域計測や徒手筋力テストの標準値に近づけようとすることに無理があるため, 可動域や筋力の左右差を減らすために試行的治療・エクササイズによる即時効果をみて原因を絞り込みながら指導内容を組み立て, 下記のような可動域や筋力のエクササイズで, 左右差消失を目指した.

- 術側膝の可動域エクササイズ
- 長坐位四頭筋セッティングエクササイズ, 端坐位膝伸展エクササイズ

術側膝の二次的な痛み，非術側膝の痛みを予防・軽減するため，以下のようなエクササイズを指導した．

- アライメントを修正した状態での両脚ミニスクワットのキープ＋股関節と膝関節の周囲筋等尺性収縮（徐々にスプリットスクワットをキープできるように）
- 歩行中の体幹右傾斜コントロール
- 左立脚期を想定した内転筋活動エクササイズ（図5）
- 右上側臥位でのクラムシェル（図6）

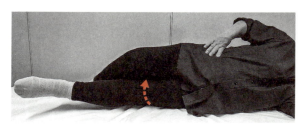

図5　内転筋活動エクササイズ

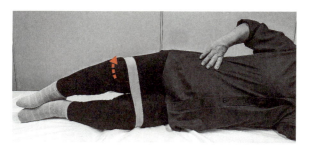

図6　クラムシェル

　このアスリートは，若いときから数多くのヨットレースに出場し，仕事でも海外を飛び回ってきたスーパーウーマンです．「どうしてもまたレースに出たい！」「ヨットのない人生は考えられない」と，意欲もこだわりも強く，スポーツリハへの理解や取り組む姿勢は若いアスリートに負けませんでした．

ヨットと聞くとなだらかな海を楽しみながら行う優雅なスポーツをイメージする方もいるかもしれませんが，数人の素早いチームワークで風を読み，自身の体勢，重心位置や器具操作で帆や進行方向を調整しながら，ときに荒波を乗り越えタイムを競う非常に激しいスポーツで，2020年東京オリンピックの正式競技です．若くて健康体であっても，簡単ではなく，手術を受けたからといってすべてが解決するわけでもありません．日常生活レベルならなんとかなっても，スポーツ活動レベルとなると簡単ではないのです．

このアスリートは，変形性膝関節症の経過が長く，手術まで受けたにもかかわらず，エクササイズ法の理解や姿勢の修正能力は素晴らしいものでした．クリニカルパターンを総動員し，「効果は出しつつ二次的な問題は出さないギリギリの負荷量」を調整しながら指導しましたが，それでもすんなりいかないのが高齢者スポーツリハの難しいところです．

- 自己判断による長距離歩行や，若いころの記憶（無理でも根性で乗り越えられる）でエクササイズを多めに行ったことによる術側・非術側膝痛の増悪
- 術側足部外転位によると思われる腓骨筋腱部痛
- 足の痛みをかばうために片松葉杖を使用したことによる手関節部痛
- 痛みの悪循環で破局的思考に
- 回数，セット数，姿勢修正ポイントを理解したようにみえても，確認すると「なんでしたっけ？」

まさに，「こちらが立てばあちらが立たず」状態．20年戦士となった今でも「さじ加減がむずかしい!!」と感じる今日この頃です．でも，諦めずに指導を続けていると，徐々に機能が向上し，二次的な問題も出にくくなりました．関節を安定させる代償手段として装具も使用しました．本人のゴールと身体機能改善の推移がマッチしていないため，正直に話してゴールを下方修正し妥協点を探っていきました．セーリングの動きをYouTubeで研究し，アスリート本人にも教えてもらいながら，実際に求められる動きの模擬練習もある程度行いました．結果的に，このアスリートは幸いにもセーリングの練習ができるまでに復調しました．

そして，定期フォロー終了時には「今度一緒にヨット乗りませんか？　人生終盤ですが先生に会えてよかった」と言っていただきました（ジーン…）．

COLUMN 23
限界は本人が一番知っている

　私が20歳代のとき，高齢アスリートに「この辺が限界ではないでしょうか」というと「そんなこと，若造に言われんでもわかっとるわい」と叱られたことがあります（今思うと本当にその通り）．当たり前ですが，高齢者はわれわれよりはるかに長い年月を生き，酸いも甘いも経験済みです．自分の限界はわれわれ若造にいわれなくとも理解されている方が多いでしょう．ですから，年を重ね限界を知りつつもモチベーションを保っている方を尊敬し，価値観を尊重しつつ，慎重かつ丁寧に説明，指導をするように心がけています．スポーツリハの進め方で悩んだときには師匠に相談するつもりで率直に話してみるのもよいでしょう．

（相澤 純也）

極めに究めると こんなことができる！

1. 超高齢社会に合わせ，高齢者スポーツへの理解を高め，指導ができる
2. 高齢アスリートへの思いやりある運動制限アドバイスについて考えを深め，自分なりのアドバイスができる
3. 高齢アスリートの経験や希望を尊重し互いの理解を深め合いながら，結果が出るまで粘り強く指導できる

第1部　スポーツリハビリテーション

● 文献

1) 総務省統計局：1. 高齢者の人口 (https://www.stat.go.jp/data/topics/topi971.html).
2) International Masters Games Assosiation (https://www.imga.ch/).
3) 公益財団法人ワールドマスターズゲームズ 2021 関西組織委員会 (https://www.wmg2021.jp/).
4) Bieler T, Siersma V, et al：Exercise induced effects on muscle function and range of motion in patients with hip osteoarthritis. Physiother Res Int 2018；23.
5) Mattos F, Leite N, et al：Effects of aquatic exercise on muscle strength and functional performance of individuals with osteoarthritis：a systematic review [Article in English, Portuguese]. Rev Bras Reumatol Engl Ed 2016；56：530-42.
6) Li Y, Su Y, et al：The effects of resistance exercise in patients with knee osteoarthritis：a systematic review and meta-analysis. Clin Rehabil 2016；30：947-59.
7) Tamin TZ, Murdana N, et al：Exercise Intervention for chronic pain management, muscle strengthening, and functional score in obese patients with chronic musculoskeletal pain：A Systematic review and meta-analysis. Acta Med Indones 2018；50：299-308.
8) Dong R, Wu Y, et al：Is aquatic exercise more effective than land-based exercise for knee osteoarthritis? Medicine (Baltimore) 2018；97：e13823.
9) Qi M, Moyle W, et al：Tai Chi combined with resistance training for adults aged 50 Years and Older：A systematic review. J Geriatr Phys Ther 2018 Dec 10.
10) Lefèvre-Colau MM, Nguyen C, et al：Is physical activity, practiced as recommended for health benefit, a risk factor for osteoarthritis? Ann Phys Rehabil Med 2016；59：196-206.
11) Alentorn-Geli E, Samuelsson K, et al：The association of recreational and competitive running with hip and knee osteoarthritis：A systematic review and meta-analysis. J Orthop Sports Phys Ther 2017；47：373-90.
12) Lohkamp M, Kromer TO, et al：Osteoarthritis and joint replacements of the lower limb and spine in ex-professional soccer players：A systematic review. Scand J Med Sci Sports 2017；27：1038-49.

第2部 障害者のスポーツリハビリテーション

\Chapter 7/
身体障害者のスポーツリハビリテーション

\Chapter 8/
視覚・聴覚障害者のスポーツリハビリテーション

\Chapter 9/
知的・精神障害者のスポーツリハビリテーション

\Chapter 10/
障がい者スポーツの環境要因

\Chapter 11/
障がい者スポーツと傷害予防

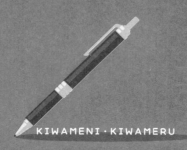

KIWAMENI・KIWAMERU

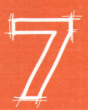

身体障害者のスポーツリハビリテーション

極める1 障がい者スポーツは，pathway model で段階に応じて定義する
極める2 障がい者スポーツは「永遠に完成しない」
極める3 患者に合ったスポーツを勧め，評価は瞬時に・徹底的に行う
極める4 障害者の体力評価（数値化）は難しい
極める5 スポーツの内容は3つのザイで考える

極める1 ≫ 障がい者スポーツは，pathway model で段階に応じて定義する

　スポーツには縁が深くても，「障がい者スポーツ」には馴染みのない方は多いかと思います．そもそも論として，「障がい者スポーツって，何…？」と聞かれてしまいそうですね．つまり，コトバの定義の話です．

　障害者とひとくくりにすることは難しいですが，バスケットボールの神様ともいわれるマイケル・ジョーダンや史上最強のスイマーと名高い競泳のマイケル・フェルプスは，ADHD（attention deficit hyperactivity disorder；**注意欠陥多動障害**）という発達障害の診断を受けています．でも「彼らは障害者なのか…？」と問われれば，答えに窮するかもしれません．彼らのように障害特性を活かすことで，トップアスリートやスポーツの各場面で活躍する存在になる可能性

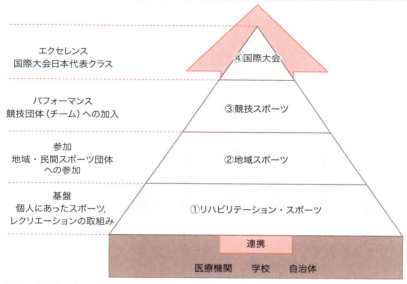

図1　障がい者スポーツのpathway model

も秘めているのですから．

　障がい者スポーツは，パラリンピックなどの競技スポーツを指す意図で使われることが多いですが，一般スポーツと同様に，障害者がいきなり競技レベルを目指してスポーツをはじめることはありません．海外では，障害者がスポーツに参画するうえで **pathway model（経路やシステムづくり）**（図1）[1] が構築されており，医療的段階を含んだ①リハビリテーション・スポーツ，②地域スポーツ，③競技スポーツ，そして④国際大会へと，障害者が自分の興味や特性に合った形でスポーツに参加ができる機会を提供しています．

　この model からみても，障害者がスポーツをはじめる場合，リハビリテーションからスポーツへの移行をスムースにできることが重要であり，そのなかで理学療法士（PT）や作業療法士（OT）が果たす役割は大きいのです．

● 障がい者スポーツの普及はリハビリテーション専門職（リハ専門職）の責任が重大

　日本の障害者のスポーツ環境はどうでしょうか．日本の総人口に対する障害者の割合は約7％といわれています[2]．2011年に「スポーツ基本法」が改正され，初めて障害者へのスポーツ振興の文言が入りました．しかし，成人全体のスポーツ実施率（週1回以上）が40.4％に対し，障害者（成人）のスポーツ実施率（週1～2回と週3日以上を合わせた割合）は19.2％に留まっています（2015年度調べ）[3]．行っていない割合は60.4％と高く，障害者のスポーツ実施率はまだまだ低いのです．障害者のスポーツ実施率の低さには，個人的な問題だけでなく，

> ● 障害に対する理解不足
> ● 情報環境の未整備
> ● 疾患や障害者向けのガイドラインがない
> ● 指導者・ボランティアの不足

などさまざまな要因が複雑に絡み合っています．そのため，個人の環境に合わせたサポートや対処法などを検討し，運動の実施や推進を図ることが望まれます．特に，障害者のスポーツへの動機づけや障害者のスポーツにかかわる窓口として，医療機関との連携も必要と考えられています．しかし，われわれが行った特別支援学校に通学する児童・生徒の保護者を対象とした調査では「医療機関からのスポーツ・レクリエーションに関する情報提供はない」と95.4％の方が回答しています[4]．

　障害者のスポーツ実施率や身体活動増進を高めるためには，医療従事者の意識やかかわり方が問われています．察しのいい方なら…，もうおわかりですね．

PTやOTなどのリハ専門職がこの役割を担う

のです．障害者がスポーツをする目的は健常者同様に，「楽しみのため」「健康のため」等動機はさまざまです[4]．障害者がスポーツに参画する動機づけについては，図2をご参照ください．障害者が運動機能を維持・向上するためには，在宅でスポーツや身体活動ができる環境づくりも求められます．障害者が在宅や地

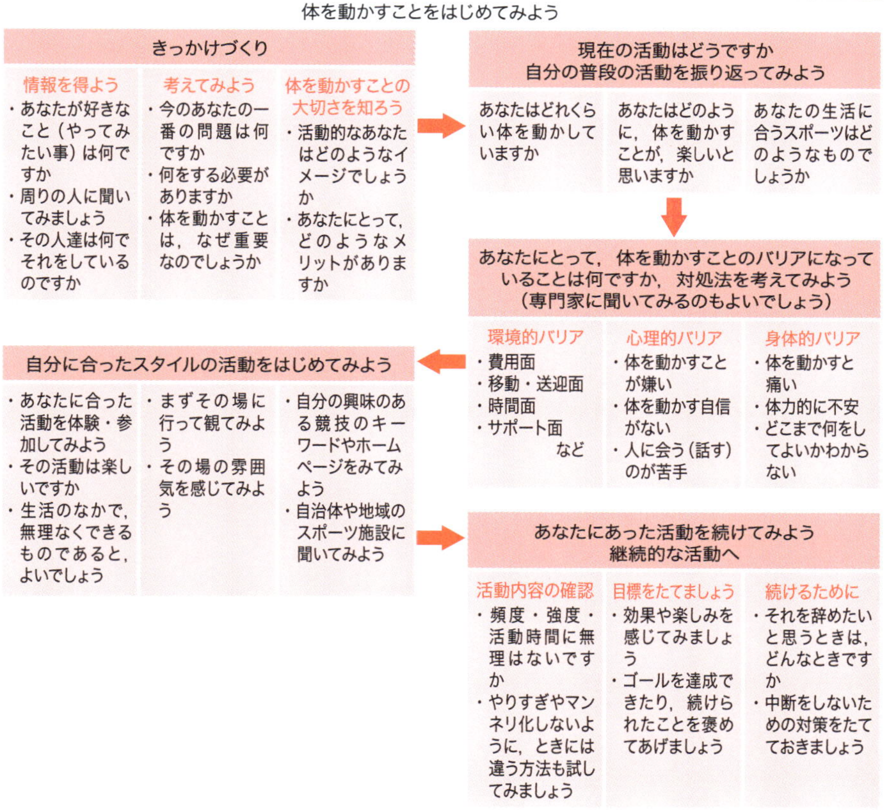

第2部 障害者のスポーツリハビリテーション

体を動かすことをはじめてみよう

きっかけづくり

情報を得よう
- あなたが好きなこと（やってみたい事）は何ですか
- 周りの人に聞いてみましょう
- その人達は何でそれをしているのですか

考えてみよう
- 今のあなたの一番の問題は何ですか
- 何をする必要がありますか
- 体を動かすことは，なぜ重要なのでしょうか

体を動かすことの大切さを知ろう
- 活動的なあなたはどのようなイメージでしょうか
- あなたにとって，どのようなメリットがありますか

現在の活動はどうですか 自分の普段の活動を振り返ってみよう

- あなたはどれくらい体を動かしていますか
- あなたはどのように，体を動かすことが，楽しいと思いますか
- あなたの生活に合うスポーツはどのようなものでしょうか

あなたにとって，体を動かすことのバリアになっていることは何ですか，対処法を考えてみよう（専門家に聞いてみるのもよいでしょう）

環境的バリア
- 費用面
- 移動・送迎面
- 時間面
- サポート面
- など

心理的バリア
- 体を動かすことが嫌い
- 体を動かす自信がない
- 人に会う（話す）のが苦手

身体的バリア
- 体を動かすと痛い
- 体力的に不安
- どこまで何をしてよいかわからない

自分に合ったスタイルの活動をはじめてみよう

- あなたに合った活動を体験・参加してみよう
- その活動は楽しいですか
- 生活のなかで，無理なくできるものであると，よいでしょう

- まずその場に行って観てみよう
- その場の雰囲気を感じてみよう

- 自分の興味のある競技のキーワードやホームページをみてみよう
- 自治体や地域のスポーツ施設に聞いてみよう

あなたにあった活動を続けてみよう 継続的な活動へ

活動内容の確認
- 頻度・強度・活動時間に無理はないですか
- やりすぎやマンネリ化しないように，ときには違う方法も試してみましょう

目標をたてましょう
- 効果や楽しみを感じてみましょう
- ゴールを達成できたり，続けられたことを褒めてあげましょう

続けるために
- それを辞めたいと思うときは，どんなときですか
- 中断をしないための対策をたてておきましょう

図2 スポーツをはじめるきっかけづくり
注：「あなた」の部分は，対象者に置き換える

域に戻った生活をイメージし，スポーツをはじめるにあたっての課題や取り組めそうなスポーツについて，リハ専門職として一緒に整理してあげるとよいでしょう．

第7章 身体障害者のスポーツリハビリテーション (115)

極める 2 >> 障がい者スポーツは「永遠に完成しない」

　障がい者スポーツは，一般スポーツのようにルールを固定してしまうと「スポーツに参加できない障害者」も多くなります．ゆえに，障がい者スポーツは，レクリエーションに重きをおくものから，高いパフォーマンスが必要となる競技種目まで多岐にわたっています（表1）[5]．

　日本では，障害者のためのスポーツは，そのまま「障がい者スポーツ」と呼ばれてきましたが，障がい者スポーツは障害特性に合わせて「できること」に注目し，道具やルールを適合（adapt）させて種目をつくるため，**アダプテッド・スポーツ**と呼称されることが多くなっています．アダプテッド・スポーツは障害者だけでなく，高齢者や運動の苦手な子ども等も対象にできることが多く，参加するメンバーに合わせてルールや道具をつくりだせる点が魅力の1つです．

表1　アダプテッド・スポーツの種目の例［文献5）より］

一般の種目に障害特性に合わせルールや用具を適合させた種目	アーチェリー，柔道，卓球，車いすテニス，車いすバスケットボール，シッティングバレー，アルペンスキー，アイススレッジホッケーなど
障害特性を考慮して開発された種目	ゴールボール，ボッチャ，ウィルチェアーラグビーなど
既存のスポーツのルールや用具等で行える種目	バレーボール，バスケットボール，サッカー，ソフトボール，陸上競技，スキー，自転車，アーチェリー，卓球，スポーツ吹き矢など
誰でも参加できる種目	風船バレー，卓球バレー，グラウンドゴルフ，アキュラシーなど

● 日本の競技水準は国際レベルより高いとはいえない

　競技スポーツは勝敗を決めるため，ルールを公平にする必要があります．パラリンピックにおいても，一部で知的障害者の参加を認めている種目はあるものの，歴史的な背景もあり，ほとんどは視覚障害者，身体障害者を対象とした「競技」で構成されています．このほか，知的障害者が参加するスペシャルオリンピックス，聴覚障害者が参加するデフリンピックがあり，楽しむことはもちろん，所定のルールに従って結果を競うことも重視されています．このような競技スポーツにおける日本のレベルはというと，パラリンピックのメダルランキング

(116)

は64位と[6]，国際水準と比較してそう高いとはいえません．ちなみに，オリンピックのメダルランキングは6位でした[7]．

● **障がい者スポーツの効果**

障害者はスポーツを「やるほうがよい」ではなく「やる・べ・き・だ」といわれるほど，障がい者スポーツには多くの効果があります．一般のスポーツと同じように心身機能の向上はもちろんのこと，スポーツに参加している障害者は，スポーツへの参加がない（あるいは低い）障害者と比べても，精神的に良好で，自尊心や自立度も高いといわれています[8]．また，社会的にリーダーシップをとる立場になり，社会への貢献度も高まると報告されています[9]．スポーツが障害者に生きる希望を与えることも多く，その結果，好循環のサイクルになりやすいのです（図3）．

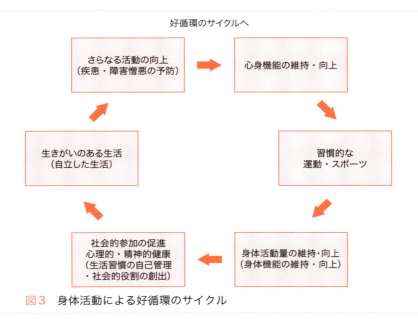

図3　身体活動による好循環のサイクル

極めに究める Point 1　障害者にとって「スポーツは生きる道」．積極的に勧め好循環のサイクルにつなげる

　家族が障害を抱えると，当事者だけでなく，親や兄弟もどう向き合ってよいか
わからないことがあります．そんなとき，本人が外でスポーツを楽しむことでそ
の人自身が変わり，家族も変わり，スポーツを通じて絆が強くなることが多いの
です．障害者のスポーツ参加には，心身機能の向上といった個人への効果に加え
て，障害者を取り巻く周囲や社会にも大きな相乗効果があるのです．

COLUMN 24

先天性 or 後天性でアプローチは異なる!!

　2012 年ロンドンパラリンピックの全
選手の平均年齢は 25.3±5.3 歳に対し，
日本代表選手の平均年齢は 34.0±9.7 歳
でした[10]．冬季の 2018 年平昌パラリン
ピックの日本代表選手の平均年齢は
41.8 歳[11] でした．これが意味するとこ
ろは，日本の場合，スポーツを 20 歳代
以降ではじめた**後天性の障害の選手が多
い**ということです．

　後天性の障害を負ったアスリートは，
障害を負う以前まで経験してきたスポー
ツと競技特性が似た障がい者スポーツを
続ける場合が多いです．体の使い方は異
なっても，一般スポーツで培ってきた身
体感覚を呼び覚まし，障がい者スポーツ

選手として活躍する選手も多いのです．

　一方，**先天性の障害である場合**は，子
どもの頃からの遊びや運動経験が少ない
ため，身体の使い方やボディイメージを
もっていないことも多く，スポーツ導入
までに時間がかかることがあります．し
かし，健常児と同様に幼少期からスポー
ツを行うことは，心身の発達によい影響
をもたらします．一般のスポーツと同様
に，子どものときからはじめれば競技経
験は増え，スポーツのキャリア形成も積
みやすくなります．次世代選手の育成に
は，先天性の障害や子どものときに障害
をもったジュニア世代のスポーツ環境の
整備も必要となります．

(118)

第2部　障害者のスポーツリハビリテーション

極める3 ≫ 患者に合ったスポーツを勧め，評価は瞬時に・徹底的に行う

　ここで質問です．日常生活が自立していない人は，スポーツはできないと思いますか…？

もちろん答えは「No」です

　日常生活が自立していなくてもスポーツに生きる希望を見いだし，むしろ日常生活が自立していく場合も往々にしてあるのです．

　しかし，気をつけなくてはいけないのはオーバーユースと適切性です．車椅子ユーザーであれば日常的に上肢の活動に頼って生活しているため，車椅子競技を始めれば，さらに上肢のオーバーユースになりかねません．われわれのスポーツ参加の阻害因子に関する調査では「障害に見合ったスポーツがない」という回答が上位にありました[4]．**障害者のスポーツ参加で重要なのは，スポーツの適切性を見極めることであり，その人に合ったスポーツを勧めることは，「その人がスポーツを楽しめるか」の第1歩となります．**これ，とっても重要です．

> **スポーツ開始前の短時間に，コミュニケーションを通じてその人の障害特性と必要なケアを瞬時に見抜く「目利き力」いかんで，スポーツの快適さが変わる**

極めに究める
Point 2

● 評価ではクラスフィケーションが重要

　競技スポーツでは，機能特性が異なるアスリートが公平に競技に参加できるように，障害の種類や程度によってクラスを分ける「**クラスフィケーション（クラス分け）**」と呼ばれる指標があります．クラス分けは，競技行ううえでの機能障害を医学的に証明するものであり，PTやメディカルドクターなどの医療スタッフがクラスフィケーターになることができます．クラスフィケーターは，競技ご

第7章　身体障害者のスポーツリハビリテーション（119）

とに課された国内外の講習会などに参加し修了することで認定されます．個人競技やグループ競技などによって**クラス分けをどのようにルールに反映するのか**が異なり，障害の種類や機能レベル別に区分を設ける「**①障害区分制**」，障害の程度によって持ち点を設ける「**②ポイント制度**」や，公平にタイムを競うために障害の程度によって係数を設ける「**③計算タイム制**」があります．

クラス分けや，私たちリハ専門職がかかわるスポーツリハビリテーション（スポーツリハ）での問題は，

評価指標に関するガイドラインがなく，根拠は低い

という点です．また，医療機関とスポーツ現場の連携が密ではない環境では，医学的所見をスポーツ現場のスタッフが手に入れることは難しいです．さらに，スポーツ現場では指導者と参加者が 1 対 1 になることは少なく，グループ指導が一般的であり，評価に多くの時間を費やすのは難しいのが実情です．

実際のスポーツ導入は，図 4 のような流れで進めるとよいでしょう．その際の評価では，コミュニケーションを密にとり，スポーツをするうえでの障害や疾患ごとの禁忌や個別配慮事項などを，スポーツ実施前の短時間で瞬時に見聞きすることがポイントです．この評価によって，その後のスポーツ活動が楽しめるかが決まるのです．

スポーツ前の対話による評価方法

　まず，スポーツ開始前の時間を利用して本人と簡単な対話を試みます．
　コミュニケーションをとりながら，認知面の理解度，対人関係での空間のとり方（ボディイメージや空間認識），スポーツへのモチベーションなどがみえてきます．重度の障害者の場合，どうしても介助者に話を聞きがちですが，たとえ障害者が話すことはできなくても，参加する本人から情報を得る姿勢が重要です．「どういう声かけをすると表情が変わるのか」「そのときの視線の動き」「身体を動かしたときの反応」や「音や光刺激への反応」など，得られる情報は実はたくさんあるのです．

興味のあるスポーツはあるか？
障害特性や程度により，適応が異なる

医学上・指導上でのリスクとなりうる問題はあるか？
運動の禁忌・留意事項等の確認をする

動作や用具の適正の評価
残存機能，現在の活動量，これまでの運動経験，使用する補装具等を考慮し，プログラムを設定する

目標の設定
成功体験がつみやすいようなスモールステップの目標を設定する

フィードバック
うまくいかない点は，機能として今後改善するのか，補装具等で代用をするのか等どうしたらできるかを考える

図4　スポーツ導入の過程

COLUMN 25

スポーツで「4間」を得る

　健常者と同様の経験を障害者ができていることは少ないです．例えば，発達過程に重要な要素となる遊びでは，「時間」「空間」「仲間」の3つの「間」が大事といわれています[12]．障害者にとっては，長期の入院，通院，介助者側との時間調節が必要となり，時間が制約される「時間の制限」，公園で自由に遊べる場所が少ない「空間の制限」，心を許して遊ぶことのできる仲間がいない「仲間の制限」があります．

　遊ぶ機会が少ないことで，遊びを通して培われる協調性や社会のルール（世間）を知る機会も損失します．そんななかでもあえて，時間をつくり，スポーツが行われる場を訪れることで，仲間もでき，社会との接点が多くなり，いろいろな世間を知ることができます．障害者にとっては，スポーツをはじめることで**「時間」「空間」「仲間」「世間」の4要素を得る**ことができるのです．

極める4 》》 障害者の体力評価（数値化）は難しい

　体力測定は，障害がないことを前提にした評価指標が使われており，障害者にとっては「体力や運動耐用能をどのように評価すべきか…？」，その方法は確立されていません．特に，

障害者における全身持久力の限界は心肺系の制限よりも，残存機能や運動障害の制限による

場合も多く，運動負荷量を正しく数値化することは難しいのです．そのため，表2で示すように，同じ身体障害でも運動負荷のエンドポイントとなる要因が異なることに注意が必要です[13]．

　ここで，車椅子自走レベルの方において，特別な機器を使わず一般的なスポーツ現場で実施できる簡便なフィールドテストを紹介します（表3）．この体力評価に加え，運動耐用能やスキルは日頃の活動性やこれまでのスポーツ経験の影響

第2部　障害者のスポーツリハビリテーション

表2　運動負荷からみた運動障害の分類 [文献13] を参考に作成]

運動障害群	健常部分だけで運動できる群	麻痺や欠損にほとんど影響を受けない. 例：脊髄損傷対麻痺の上肢運動，切断での残肢
	健常部分と障害部分の両方を使って運動する群	障害部位と全体への影響を考慮する. 例：頚髄損傷の上肢運動
	健常部分がなく障害部分だけで運動せざるを得ない群	障害の程度により，パフォーマンスが制限され，体力の評価と障害の評価のどちらの結果かわかりにくい. 例：多発関節疾患，脳性麻痺，神経変性疾患
運動負荷リスク群	運動そのものには，障害がなく，心機能や呼吸低下により運動継続が困難になる. 例：内部障害	
発動障害群	運動の意欲の低下により運動のパフォーマンスが下がる. 例：精神障害，高次機能障害	
運動負荷リスクなし群	運動負荷の点では，リスクは低い. 例：視覚障害，聴覚・言語障害	

表3　身体障害者 (車椅子利用者) のフィールドテスト [文献13) 〜17) を参考に作成]

筋　力		筋力 (力を発揮する筋の機能) パワー (筋収縮の力と速度の積) 筋持久力 (筋収縮の持続時間やくり返し時間・回数など)	MMT (筋力評価)，パワー (20 m車椅子走行タイム)，筋持久力 (握力の40%の継続回数)
全身持久力		一定のパフォーマンスをできるだけ長時間にわたって維持することができる能力	車椅子の3分間走 (距離，心拍数，自覚的運動強度等)
調整力	敏捷性	運動を素早く，正確に行う能力	シャトルラン，スラローム走，光や音刺激から体が動きはじめるまでの反応時間
	平衡性	平衡機能や姿勢保持能力，バランス能力	Modified functional reach test, ISMG (鷹野変法)
	柔軟性	身体の柔らかさ	ROM，麻痺側では運動中の筋緊張の影響も受けるため，運動の速度や出力による影響も考慮する
	協応性	複数の器官の働きや機能を効果的・効率的に結び付ける能力	車椅子操作能力，眼と手の協応運動

ROM (関節可動域)

も受けるため，この点も踏まえて評価することも大切です．

スポーツ前の評価 point

● 姿勢・バランス

車椅子上の姿勢でおおよその身体機能の特性がわかるため，座位姿勢を確認することが大事です．座位バランス能力も運動に影響するため，随意運動中や外乱刺激時の座位バランスも評価するとよいでしょう．

● 筋力

健常者の場合は最大筋力である1RMの評価などを行い，トレーニングの内容を「**負荷運動の種類×強度×回数**」として決めることが多いです．しかし，障害者では**MMT（徒手筋力テスト）**による評価が主に用いられます．
パワー（瞬発力）の観点からは，車椅子選手の体力特性として，

最大無酸素パワーと車椅子20m短距離走のタイムが負の相関を示す

と報告されており，簡便に測定できる20メートル走のタイムは客観的に数値化でき活用しやすい体力指標です[14]．

● 全身持久力

上肢エルゴメーターや車椅子トレッドミルを使って全身持久力を評価する方法がありますが，スポーツ現場ではこうした機器がないことが多いと思います．そのため，車椅子走行距離と心肺機能が相関することを応用して，3分間走での距離や心拍数を計測し，全身持久力の指標として用いることがあります[15]．

第2部　障害者のスポーツリハビリテーション

● 動的調整力

　スポーツ場面では，運動中のバランス能力，反応速度や協調性など動的場面での調整力を評価することが求められます．ボール運動が苦手だったり，ラケットの操作がうまくいかない場合は，目と手の協応や，視覚機能の問題を考慮する必要もあります．視野が狭い，眼球運動が弱い，輻輳が弱い（遠近感がとりづらい），物がぼけてみえるなどの問題を抱える場合もあります．

● 道具

　障害者がスポーツを行ううえで，道具や用具は体の一部となるため，後述する補装具や用具の適合の評価を忘れてはいけません．体力や補装具・用具などを総合的に判断し，対象者の能力を評価することが大切ということです．

極める5 ≫ スポーツの内容は 3つのザイで考える

　障がい者スポーツは，トレーニングも確立されているとはいいがたく，スポーツの実施ではクリエイティブさが求められます．スポーツ内容を考えるときは，❶人「材」をどう活用するのか，❷道具や用具を作成する「材」，❸スポーツを実施するための「座位」の3つのザイを考えるとよいです．

❶ **「人材」**という点では，障がい者スポーツは集まる参加者の障害特性，スタッフのスキル，参加者とスタッフの人数割合によってスポーツの楽しみ方が異なるものになります．

❷ 用具の**「材料」**に工夫をすることで，参加者の能力の引き出し方が変わってきます．一般的に障がい者スポーツの用具は高価です．競技性を追求するなら公式な用具は必要ですが，リハビリテーション・スポーツや地域スポーツレ

第7章　身体障害者のスポーツリハビリテーション（*125*）

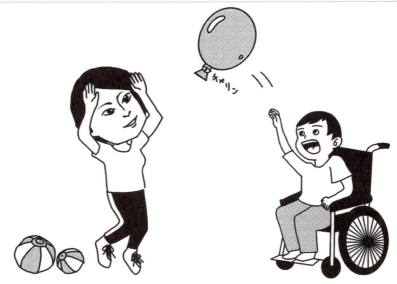

図5　100均工夫例「風船（鈴入り）バレーボール」
風船は万能に使えるのでコスパがよい．風船の大きさ，ビニールや紙風船などの種類，風船のなかに鈴を入れるだけでも落ちるスピードが変わる．風船バレー以外にもアイデア次第でさまざまなプログラムに活動できる

ベルではアイデア次第で100円ショップで買えるものを組み合わせて使用することで，十分にスポーツとして成り立つ場合が多いのです（図5）．

❸「**座位**」では，シーティングの仕方によって上肢や体幹の可動範囲が変わります．スポーツ中は，投球する側やラケットをもつ側と，反対の固定される側で重心や圧のかかり方が非対称的となるため，体幹筋が機能していないと姿勢は崩れやすくなります．座位保持能力を高められれば，それだけ集中力もアップし，パフォーマンスの精度も高まるのです．スポーツの実施では，サポート用具等を用いて，姿勢の取り方を変えるだけでも引き出せる能力が変わってきます（図6）．

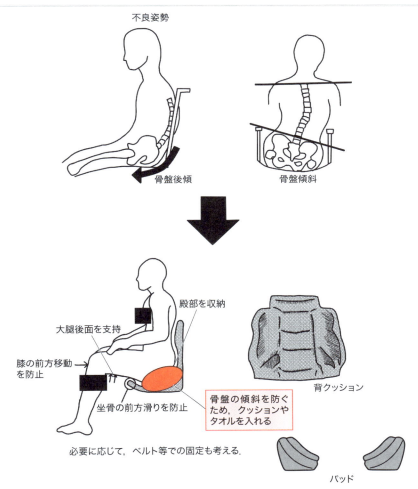

図6　サポート用具等を用いて，座位や肢位の取り方を調整

● 身体障害者（肢体不自由者）の競技種目

　身体障害者の種目は，義手・義足や車椅子など用具の使用やルール変更によって，障害特性や残存機能を活かして，スポーツができるように工夫されています．
　例えば，パラリンピック競技のなかでも，重度障害者が参加できるのが「**ボッチャ（Boccia）**」です．ボッチャは陸上のカーリングとも呼ばれ，個人戦とチー

ム戦があります．白い目標球（ジャックボール）に向かって，赤ボールのチーム
と青ボールのチームが投げ，持ち球がなくなったらエンドとなり，相手のボール
よりもジャックボールに近いボールのチームに得点が入ります．ボールを投げら
れなくても，選手の指示でアシスタントがランプ（勾配具）を操作することで，
競技することも可能です．

● 安全性が確保されるからこそ「スポーツは楽しめる」

　スポーツは楽しくて夢中になったり，勝ちたいという思いで，「いけいけどん
どん」になりがちです．そうしたなかでも冷静に状況を判断し，リハビリテー
ションのときと同様に，合併症やスポーツ傷害などの増悪を引き起こさないよう
にリスク管理を怠ってはいけません．疾患特性により，「のどが渇いた」「水を飲
みたい」などと訴えづらい方も多いため，活動中に全体の休憩時間を設け，水分
をとってもらう配慮などが必要です．

　スポーツの運動強度や活動量は，個人やグループ活動，健常者や重度障害者の
構成，人の配置方法で変わってきます．全身運動だけでなく，使う部位を意識さ
せたり，動的なプログラムと静的なプログラムを使い分けるなど，運動強度が強
いものや活動量が多いものを続けて行わないことでオーバーユースの予防につな
がります．役割や判断状況をシンプルにして，ルールをわかりやすくし，少しず
つ複雑にしていく工夫が必要でしょう．スポーツのしはじめで自己肯定感が低い
場合は，個人の成績で競わせるよりも最初は複数人のグループの合計点で競わせ
る方法をとるとよいでしょう．このように，プログラムの構成や進行を工夫する
ことで，障害特性に配慮することが可能になるのです（表4）．

　身体に何らかの障害を有していると，1日の大半を座って過ごす「座りすぎ」（健
常者のほぼ3倍以上）の状態となっていることが指摘され，障害をもった方の不
活動は，極めて深刻であるといえます[18]．身体障害者は，不活動により全身持久
力が特に低下しやすいことから，医学的に問題がなければ持久力トレーニングを
積極的に取り入れることをお勧めします．全身持久力は，水泳やマラソンのよう
な全身運動以外にも上肢や下肢の部分的な運動によって向上することが示されて
います[19]．また，身体障害者では，運動中に身体を非対称的に使いやすく過負荷
となる筋が過緊張状態になりやすいため，運動後のケアも大切です．

表4 プログラム構成の工夫点

活動量や運動強度に影響するもの	・活動内容（個人orグループ） ・メンバー構成比（健常者の割合，重症度） ・実施するスポーツで使う部位（局所，全身） ・動きの種類（動的，静的）
配慮したほうがよい点	・ルールを簡易化から複雑なものへ ・チームの合計点で競うことから個人のタイムや得点で競う ・役割や判断する状況をシンプルから複雑へ ・水分補給は個人に委ねず一定の時間間隔で休憩時間をとる

COLUMN 26

つまずきポイントをおさえるべし!!

スポーツは，リハビリテーションよりも総合的，全身的，応用的な指導が必要となります．すなわち，スポーツは総合的・複合的な動作で成り立つため，スポーツの動作を分解し，「どこでつまずいているのか…？」をブレークダウンし，評価する必要があります．

例えば，縄跳びを考えるとき，①縄を回す動作と，②飛ぶ動作は，異なる2つの動作から構成されています．「縄を回す段階でのつまずきなのか…？」「ジャンプをすることのつまずきなのか…？」をさらに分解していくと，苦手なポイントと，課題克服のためのトレーニングが明確になるというわけです（図7）．

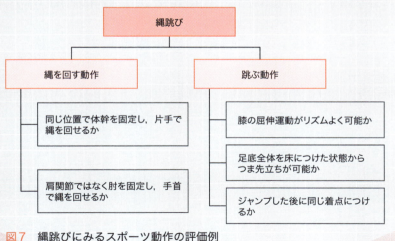

図7 縄跳びにみるスポーツ動作の評価例

（塩田 琴美）

極めに究めると こんなことができる！

1. pathway model で障がい者スポーツを定義できる
2. 障がい者スポーツの提案・動機づけを行い，好循環サイクルにつなげることができる
3. 障害特性を踏まえたスポーツを選択し，対話によって評価できる
4. 単なる数値化ではなく各種テストを工夫できる
5. スポーツの実施内容だけでなく，安全性も考慮できる

● 文献

1) Athlete Pathway: Wheel Power, British Wheel chair sport（ウェブサイト）.
2) 内閣府: 平成 30 年版 障害者白書（全体版）(https://www8.cao.go.jp/shougai/whitepaper/h30hakusho/zenbun/siryo_02.html)
3) 笹川スポーツ財団: 平成 27 年度 スポーツ庁『地域における障害者スポーツ普及促進事業（障害者のスポーツ参加促進に関する調査研究）』報告書. 2015.
4) 塩田琴美，徳井亜加根: 特別支援学校に通学する幼児・児童・生徒のレクリエーション・スポーツの実施に関する基礎調査. 日本保健科学学会誌 2016；19：120-8.
5) 佐藤広之: 地域障害者スポーツの普及. Journal of Clinical Rehabilitation 2012；21：763-9.
6) 日本パラリンピック委員会: パラリンピック年表（http://www.jsad.or.jp/paralympic/what/chronology.html）.
7) 公益財団法人オリンピック委員会: 第 31 回オリンピック競技大会（リオデジャネイロオリンピック 2016/ メダルランキング）(https://www.joc.or.jp/games/olympic/riodejaneiro/medalranking).
8) Jeffrey J. Martin: Handbook of Disability Sport and Exercise Psychology. Oxford University Press. 2017.
9) Association CPaR. Benefits of Parks and Recreation. 2012.
10) 徳井亜加根，塩田琴美，他: ゴールボール選手におけるスポーツ傷害とプロテクターに求められる機能. 日本障害者スポーツ学会誌 2015；23：23-8.
11) 大坂尚子: 世代交代したいけど…平均 42 歳，パラアイホのジレンマ. 2018. 朝日新聞 DIGITAL（https://www.asahi.com/articles/ASL3R4GQ4L3RUTQP01C.html）.
12) 日本学術会議，健康・生活科学委員会，健康・スポーツ科学分科会: 子どもを元気にする運動・スポーツの適正実施のための基本指針 2011（http://www.scj.go.jp/ja/info/kohyo/pdf/kohyo-21-t130-5-1.pdf）.

13) 伊佐地隆: 障害者の運動と体力. 総合リハ 2003；31：711-19.

14) 塚越和巳, 大久保春美, 他: 脊髄損傷者における車いす 20 m 走の評価基準作成に関する検討. 障害者体力科学 2002；1：45-7.

15) Vanlandewijck YC, Daly DJ, et al: Field test evaluation of aerobic, anaerobic, and wheelchair basketball skill performances. Int J Sports Med 1999；20：548-54.

16) 日本リハビリテーション医学会, 障害者の体力評価ガイドライン策定委員会 (編): 障害者の体力評価ガイドライン, 脳血管障害・脊髄損傷. 金原出版. 2013.

17) 伊佐地隆: 体力の測定. 総合リハ 2007；35：887-94.

18) Lakowski T, Long T: Physical activity and sport for people with disabilities, Symposium and strategic planning. Washington, DC：Georgetown University Center for Child and Human Development. 2011.

19) Davis G, Plyley MJ, et al: Gains of cardiorespiratory fitness with arm-crank training in spinally disabled men. Can J Sport Sci 1991；16：64-72.

CHAPTER 8 視覚・聴覚障害者のスポーツリハビリテーション

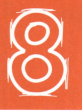

> 極める1　視覚障害をひとくくりにしない，競技にも幅がある
> 極める2　ボール競技では空間把握の特性を踏まえ，トレーニングする
> 極める3　「いきなり触る」や「こそあど言葉」は禁止．対象者の眼となり誘導する
> 極める4　コミュニケーションの障害を克服するべく，さまざまな方法で対話を試みる

極める1 ≫ 視覚障害をひとくくりにしない，競技にも幅がある

　障害の主な原因には，遺伝など先天的なものと，疾患，加齢，事故などによる後天的なものがあります．視覚障害者は「視力」の問題以外にも，「視野」「色覚」「両眼視」「調節力」の問題が重複しており，その程度にも幅があります．視覚障害とは，これらの障害により生活に支障をきたしている状態のことをいいます．先天的な障害であっても，視機能が徐々に低下していく場合や，その低下の早さに左右差があるなど，症状の進行パターンは多様です．

● 視覚障害者のスポーツ

次に，視覚障害者の競技種目をみていきましょう．パラリンピック競技としては，ガイドのタッチや伴走など選手個人への誘導が認められている種目（陸上競技，水泳，スキーなど），各選手個人へのガイドがなく主に自身で空間位置を把握する種目（ゴールボール，ブラインドサッカーなど）があります．もちろんパラリンピック以外の種目もあります（サウンドテーブルテニスなど）．種目によっては，選手の視覚条件を公平にするため，完全にみえないように**アイパッチ**と呼ばれる装具で目を覆い，その上から**アイシェード**を装着し競技を行います（図1）．

ガイド誘導がある競技では，選手とガイドの動きを合わせることではじめて高いパフォーマンスを発揮できます．これが視覚障がい者スポーツの1つの醍醐味です．一方，ガイドのない競技では，コート上の自身の位置，敵・味方やボールの位置，ゴールまでの距離などを自身で瞬時に把握し，正確に動かなければいけません．視野狭窄が強いが中心視力が保たれている視覚障害者は目標が明確な水泳や陸上競技が適しており，視野欠損が強くない障害者は全体把握ができるため，球技系のほうが適しているといわれています．

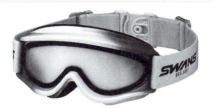 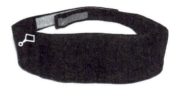

図1 ゴールボール用アイシェード（左）とブラインドサッカー用アイマスク（右）

（左）ゴールボール用アイシェードSWANS「GB-161SP」選手向け高衝撃対応モデル（山本光学株式会社），（右）ブラインドサッカー競技用アイマスクver.2（青）（日本ブラインドサッカー協会）．それぞれ許可を得て掲載．

COLUMN 27

本当はみえてない!?

あるとき，体育館でチームのスタッフとしゃべっていたときに，うしろから視覚障害者の選手が入ってきました．入口から，こちらに向かい歩き出したので避けたほうがよいかなと思っていたところ，私たちと適切な距離まで近づいたところで目をみて挨拶をし，無論ぶつかることなく，空いている空間をすり抜けて更衣室に入っていったのです．

あまりにも自然だったので，「どこまでみえているのか…？」と確認をしたところ「全盲です」といわれ，とてもびっくりしたことがあります．人がいることで感じる圧（気配）やしゃべっている声で相手との距離感や方角を把握し，発せられる声の位置でその人の身長などもわかるのだそうです．思わず「あなた，絶対にみえているでしょう…!?」と口にしてしまうほどでした．私には到底できません．

極める 2 >> ボール競技では空間把握の特性を踏まえ，トレーニングする

極める 1 で視覚障害者の球技と聞いて，「え，目がみえないのに，なぜボールの位置がわかるのか…？」と思われる方もいるかもしれません．でも，

転がると音の出るボールを使用することで，その音を頼りにボールと自身の空間の位置を把握

するので，可能なのです．でも，そんな単純なことで球技ができるものでしょうか…？　みなさんがアイシェードで目を覆ったら，怖くて走ることはおろか，まっすぐ歩くこともできないはずです．そんななか，彼らは走ってボールを追いかけたりできるのです．一般的に，視覚障害者は聴覚情報により空間上の自分の位置を把握するため，左右の音源の差を利用するといわれています．歩行中に音刺激を加えた聴覚空間定位についてのわれわれ研究においても，アイマスクを利用し視覚を除去した晴眼者と比較し，視覚障害者は音源の位置把握はより正確でした[1]．静的条件での聴覚定位の比較研究においても，同様の結果でした[2][3]．

第2部　障害者のスポーツリハビリテーション

このことからも，視覚障害者は代償的に聴覚情報などからの情報処理能力に優れており，日常的に視覚情報を頼りに生活する人が目をつむっている状態と，視力を失っている人の使う感覚器官や情報処理過程は異なると考えられます．

特に競技中は，空間認知力に加えて，ゴールボールの戦術として，ボールを投げる人と違う方向でわざと足音を立てたりする場合もあり，微細な音を聞き分ける能力が必要です．このように，ボールを使うスポーツでは，感覚系を高めるトレーニングがより重要となります．

では，そもそも感覚は鍛えることなどできるのでしょうか…？

はい，感覚は鍛えられます

日常的にブラインドサッカーの練習をしている選手は，スポーツをしていない視覚障害者と比較すると，音源を特定する能力が高かったという報告があり[4]，ブラインドサッカーのような方向覚や空間把握力を要求されるスポーツではそれらが高まるといえます．もう1つの興味深い聴覚音源定位に関する研究では，**前後方向から音源が出された場合に誤答が多い**ことがわかっています[5]．選手が空間音源を把握するうえで苦手な方向や角度を理解し，トレーニングすることが重要ということになりますね．

● リハビリテーション専門職（リハ専門職）にできること（その1）

視覚障害者のスポーツ場面では，前述のような感覚トレーニングだけでも重要な意味をもちますが，リハビリテーションでは，視覚障害にプラスして，

何らかの疾患と障害を併発した場合に処方（オーダー）が出る

ことが多いでしょう．つまり，視覚障害以外に主な疾患があるという場合が多いのです．そのため，主疾患に加え，視覚障害という点も考慮した治療やリスク管理がリハビリテーションでは必要です．

第8章　視覚・聴覚障害者のスポーツリハビリテーション（*135*）

例えば，視覚障害者は自宅でのトイレ動作が自立していても，病院やリハビリ施設等では，環境に適応するのに時間がかかります．先天性の視覚障害を有する場合は，本人がこれまで構築してきたイメージのなかで動作を確立していることが多く，「単なる動作の習慣（クセ）なのか」「新たな疾患による異常動作で生じた問題なのか」を確認する必要があります．

　そのほか，視野や視力の左右差があれば情報を把握しやすいように習慣的に頚椎の回旋や斜頚がみられるケースがあり，ボディイメージが不完全な場合は体幹を軸とした四肢の空間的位置把握ができないために，四肢のコントロールが不良なケースがあります．個人差もありますが，左右の筋力差や，協調運動の問題を抱えていることも少なくありません．特に，新たな疾患の併発により，運動が阻害された場合は，これまでと異なる形でのボディイメージを再構築する必要があります．

　そのため，リハ専門職は直接体に触れたり，自体重を意識させて重心移動の練習をするなど体性感覚系へのアプローチをするとよいでしょう（実際，有効なケースが多いです）．視覚教示ができないぶん，リハビリテーションにより長い時間を要するかもしれません．また，動作が可能になっても，聴覚情報を活用し実際の環境に適応して，動作を自立するのはそう簡単ではありません．

　リハビリテーションでは，次に示す声かけや誘導の方法は頭に入れておくとよいでしょう．PTやOTの養成校でも視覚障害者の適切なサポートについて習うことは少ないのが現状ですので，知らないことが多くて当然です．しかし，こうした介助方法や声かけを知っているだけで患者はリハ専門職を信用し，より安心してリハビリテーションに臨めるでしょう．

指示出し・方向覚トレーニング：「方向確認には手を使え」

　具体的な指示出しについて説明します．まず，「方向」は，**クロックポジション**というアナログ時計にみたてた方向で指示することが多いです（図2）．声による指示と，障害者の理解が一致していることを確認するため，（初期段階では）手を使って「障害者側が理解した方向」を指し示して

もらうなど，事前に確認しておくと，実際の場面で手に物が当たってケガをしてしまうのを予防できます．

「方向覚トレーニング」では，障害者自身の体を用いた前後・左右の「空間の確認」，そして対象物などの「方向の確認」を静的から動的な環境へと段階的に進めるとよいでしょう．

1. 静止姿勢から静止している音源の位置確認
2. 静止姿勢からボールなどの動的な音の方向確認
3. 静止している音源の方向に向かって歩行
4. 動的な音の方向へ移動

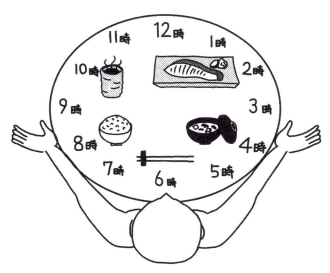

図2　クロックポジション
視覚障害者も食器などを触り位置確認するが，各配膳の位置を伝えてあげる際は，「お茶碗は8時，湯呑は10時」と伝える

極める 3 ≫ 「いきなり触る」や「こそあど言葉」は禁止. 対象者の眼となり誘導する

健常者のみなさんも，真っ暗闇でいきなり手をつかまれたら，「恐怖…」ですよね．それと同じように，視覚障害者をサポートする際は，まず，①声をかけてから，②必要に応じて肘あたりをもち，③誘導することが望ましいのです．

極めに究める Point 1

視覚障害者には，いきなり触らない．
まずは声掛け，必要であれば肘あたりをもち，
丁寧な誘導を心がける

誘導中に動作を始めるときや障害物を避けるときは，始まりと終わりをきちんと（具体的に）伝えることが重要です．「体を前に動かします」では，「前屈…？」「前に1歩出る…？」など伝え方で相手は困惑し，すんなり行動できません．ランニング中も，視覚障害者に「あっちに行きます」や「そこを曲がります」では，同じく相手に伝わりません．なので，

こそあど言葉（ここ，そこ，あそこ）は避け， 具体的に，伝えます

例えば，「あと何歩くらいで曲がる場にたどりつくのか」「どのような障害物があるのか」「階段や段差があるのか」「下りなのか上りなのか」などある程度具体的な状況を説明します．危険な状況のときだけでなく，何もない安全な場面でも「どれくらいの距離は，安全にそのままのペースで歩いたり，走れる」ことを伝えることも大事です．

視覚情報がない方にとっては，前に1歩踏み出すだけでも勇気が必要です．みなさんも，アイマスクなどで視覚をふさがれたら，手を前に出し重心を落とし「防御の姿勢」に入ると思います．視覚障害者が走れるようになるには，「**手を振り**」「**重心を前方に移し**」「**安心して1歩を踏み出せる姿勢をつくる**」環境が必要で

第2部　障害者のスポーツリハビリテーション

す．伴走者は，腕の振りを邪魔しないように，2人3脚の足の出し方でスピード
を合わせていくのがポイントです．リズム取りが難しい場合は，まずは膝立ち歩
きで重心を落として安定した状態で動きやリズムを確認するとよいでしょう．

　**視覚情報がないと集中力をより高める必要があるため発汗が多くなり，疲労し
やすくなります．**とにかく，対象者の眼となり，必要な情報を常に伝えながら誘
導や指導をして安心させてあげることが重要です．

COLUMN 28

視覚障害者は点字が読める？

　じつは，後天性の視覚障害者の方は，点字が読めないことが多いです．と同様に，聴覚障害者でも手話ができない人はいます．今はパソコンのアクセシビリティ機能がよくなってきているので，視覚障害者は読み上げ機能を使ったり，聴覚障害者はメモ機能やボードを使ったりしてコミュニケーションをとることも多いようです．

　身体障害，知的障害，精神障害，聴覚障害それぞれの障害別のスポーツ団体が会合をした際，視覚障害者のメンバーがいるからと，視覚障害以外のメンバーは名刺に点字をつけていたのですが，視覚障害のメンバーは「誰も点字が読めないのです」といったそうです．障害者自身もほかの障害のことはわかっていないのだという笑い話のようなエピソードがありました．

COLUMN 29

障がい者スポーツでは，健常者と障害者どちらが勝つ…!?

　パラリンピックの競技種目であるゴールボールの日本選手権の予選レベルでは，晴眼者のチームも試合に出ることが可能です．大会に参加するべくスポーツ経験のある学生がチームを組み，3カ月間練習に励み大会に臨んだことがありました．しかし，結果は晴眼者チームが視覚障害者チームにあっさりコールド負け

でした．晴眼者チームが唯一1点を取った際は，観客が一体となり拍手が起こりました．障害者は健常者に応援をされる場面が多いのですが，そのときばかりは，障害者が健常者チームを応援するという温かい雰囲気となりました．

　また車いすバスケットボールでは，膝

第8章　視覚・聴覚障害者のスポーツリハビリテーション

の屈伸による反動を利用できません．それでも通常の高さのゴールにシュートを決めるには上肢と体幹のより強靭な筋力が必要となります(図3)．プロのバスケットボール選手でも，車椅子上からシュートを決めるのは容易ではないのです．日常的にトレーニングを積んでいる対麻痺の車いすバスケットボール選手の上肢筋力は，一般の健常者よりも高いとも報告されています[6]．このことからも障害者アスリートが健常者よりも優れた身体機能をもっていることがわかりますね．

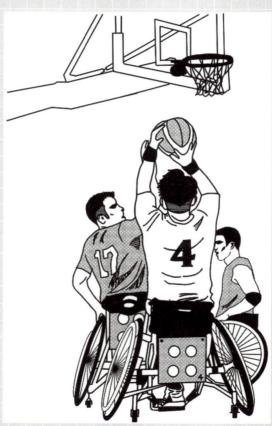

図3　車いすバスケットボールの試合

極める4 ≫ コミュニケーションの障害を克服するべく，さまざまな方法で対話を試みる

聴覚障害の難聴には「伝音難聴」「感音難聴」「両者が合併した混合難聴」の状態があります．聴覚障害は耳からの情報を得られないため，コミュニケーションが障害されています．この障害の程度は補聴器をつければ生活に支障がないレベルから，まったく聞こえないなど，個人差が大きいです．

聴覚障害者の運動能力については，前庭障害があり，バランス障害をともなうという指摘もありますが[7]，国内外の研究でも一致した見解がありません．

私の経験では，とりわけバランスが問題で運動に支障が出ているというケースはありませんでした．これは，視覚や深部感覚など他の感覚で前庭機能を代償しバランス能力を維持している可能性が高いとも考えられます．

しかし，体操や水泳など身体の回転をともなうスポーツや通常と異なる環境では，やはりバランス障害やめまいなどに注意が必要です．また，聴覚障害者の総合的な体力は，健常者よりも劣っていることから[8) 9)]，この点にも注意すべきでしょう．

聴覚障害者は，**幼少期に外遊びやコミュニケーションの機会が少なかったことが要因となり発達が十分でない**こともあります．バランスの問題は，運動能力の低下や幼少期の環境の両方の影響を受けて生じるといえるでしょう．

とはいえ，聴覚障害者は，身体に明らかな制限があるわけではないので，スポーツは健常者と同様のルールで行われることが多いです．ここで問題になるのが，指導者や仲間とのコミュニケーションや，手話ができる指導者の不足であり，これらの理由から健常者のチームに参加できないケースも少なくないのが実状です．

コミュニケーションの手段としては，手話（図4）はもちろん有効ですが，それ以外にもジェスチャー，口話（シンプルな文章ではっきりと話す），筆談，空書き，メモアプリなどさまざまな方法があり，状況に応じて，互いが共通理解しやすいツールを確認しておくとよいでしょう．

> **極めに究める Point 2**
> 手話,ジェスチャー,筆談,空書き,メモアプリなどを駆使し,事前に聴覚障害者との対話方法を確認しておく

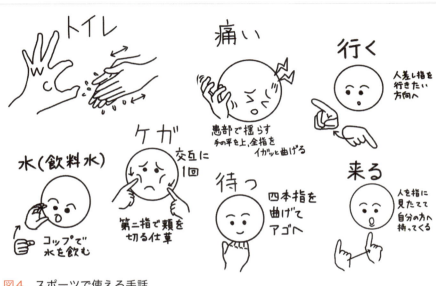

図4 スポーツで使える手話

● リハ専門職にできること(その2)

　一般的に,聴覚障害のみに対してリハビリテーションが行われることは稀なため,リハ専門職と聴覚障害者とのかかわりは,視覚障害者と同様にその他の疾患や障害を併発したときのほうが多いと思います.みなさんが接する機会が多いのは,加齢により聴覚に問題を抱え,聞き取りが難しい高齢者かもしれません.

　先天性の聴覚障害のある方は,前述のように発達段階で体を動かす経験が不足している場合も多く,四つ這い等の基本動作能力や抗重力筋群の発達が未熟なことが少なくありません.そこに運動が障害される新たな疾患が併発すると基本動作の獲得でつまずいてしまう可能性があります.リハビリテーションの評価や治

療では，こうした点を注意するよう心掛けましょう．

　評価の際はコミュニケーションの取り方も重要です．例えば，みなさんも海外旅行や英会話などで，なんとなく聞き取って愛想笑いをして理解を装っていても実際はまったく理解してなかった，なんてことはありませんか…？　聴覚障害者も，相手に迷惑になるのではないかと，「わからない」「理解できない」と言いづらいことがあります．そのため教示の方法や受け手の理解次第で，こちらが意図しない動きをしてしまう場合もあるため，「指示がきちんと伝わっていないのか」「動作そのものができないのか」をしっかり見極める必要があるのです．

　特に，加齢による難聴で，他人の言葉が聞きづらくなりコミュニケーション機会が減ると，聞くことにより活性化されていた脳が刺激されなくなり，認知能力やADL能力の低下につながるともいわれています[10) 11)]．さらに，難聴により転倒リスクが大幅に増加することも報告されています．聞こえにくい状態（難聴）になると，空間認知力が低下し，状況把握も遅延することで転倒が起こりやすくなっていると考えられています．さらに蝸牛が障害されている症例では，平衡感覚を損なう前庭機能障害を併発している場合があり[12)]，これらの障害に難聴による問題が重なって，転倒がさらに起こりやすくなると考えられています．補聴器をもっていても装着しない方や，装着を嫌がる方も多いですが，聞こえやすさが増すことでこうした問題が改善しやすいことをしっかり説明しておきたいものです．

　「単に聞こえにくいだけ」と放置せずに，原疾患と合わせて聞こえにくさから生じているADLの中のつまずきポイントを見極めることが大切です．さらに聴覚障害者でも高齢になるにつれ，視覚の問題が生じやすくなります．聴覚障害者は視覚からの情報がより重要なため，視力や視野，その左右差など視覚機能も確認しておく必要があります．例えば，屋外歩行では自転車や車の接近などの危険予知が遅くなります．身体機能面が回復しても「日常生活が安全に自立できるレベルになっているのか…？」という判断が難しい場合もあり，リスク管理面の評価がかなり重要です．聞こえにくさからくるコミュニケーションへの億劫さや，転倒への不安感から引きこもりがちになり，身体機能のさらなる低下を引き起こす，といった悪循環に陥らせないようにしましょう．

　最後に，具体的なサポート例を紹介し，本章を終わりにしたいと思います．

聴覚障害者のスポーツでのサポート

　「聴覚障害者＝手話」のイメージはありますが，じつは手話ができない聴覚障害者も少なくないのです．また，スポーツ中はコミュニケーション手段として，手話が使いにくい場面も多く，文字カードなどでコミュニケーションをとるほうがスムーズな場合があります．

　聴覚障害者は，卓球やテニスなどで音が把握できないために，リズムがとれずボールとスイングのタイミングが合わないことがあります．リズムを教える際は，太鼓や床をたたいた振動により体性感覚を利用しリズムを感じさせることも一案です．事前に，デモストレーションや動画を利用し視覚情報から，全体的な動きや流れを示し見通しをもたせることも効果的です．

　また，公式の一般スポーツでは，スタートの合図や競技中のジャッジに音や声などの聴覚情報を使用することが多く，聴覚障害者にとってはスポーツを行ううえで大きな課題となります．そのため，聴覚障害者が参加できる大会では，視覚的にわかりやすいようジャッジの表示で旗やライトの使用が認められている場合もあります．

（塩田 琴美）

極めに究めると、こんなことができる！

1. 「視力」以外にも「視野」「調節力」など障害の幅を認識できる
2. 競技中の空間把握力を踏まえ，適切に指示出しできる
3. 視覚障害者に，適切な声掛けと丁寧な誘導ができる
4. さまざまなツールを駆使し，聴覚障害者とコミュニケーションできる

● 文献

1) Shiota K, Tokui A: Audiospatial cognitive ability of visually impaired athletes in static and dynamic spatial cognitive tasks. J Phys Ther Sci 2017；29：1981-6.

2) Occelli V, Bruns P, et al: Audiotactile integration is reduced in congenital blindness in a spatial ventriloquism task. Neuropsychologia 2012；50：36-43.

3) Imbiriba LA, Rodrigues EC, et al: Motor imagery in blind subjects：the influence of the previous visual experience. Neurosci Lett 2006；400：181-5.

4) Velten MCC UH, Portes LL, et al: Auditory spatial concepts in blind football experts. Psychol Sport Exerc 2016；22：218-28.

5) 闇 天翼，呉 景龍: 若年者と高齢者の聴覚音源定位能力の簡易比較. Audiology Japan 2007；50：595-6.

6) 梅津祐一，緒方 甫，他: 車椅子テニス大会にみる対麻痺者の体力医学的検討. 総合リハビリテーション 1989；17：353-7.

7) 中島幸則，桜庭景植，他: 成人の先天性聴覚障害者の平衡機能と視機能の評価. 日本臨床スポーツ医学会誌 2010；18：297-304.

8) 及川 力，橋本有紀，ほか: 聴覚障害児童・生徒の体格，体力・運動能力に関する調査研究. リハビリテーションスポーツ 2007；26：2-12.

9) 齊藤まゆみ: 聴覚障がい者の体力・運動能力と視機能. 障害者スポーツ科学 2011；9：3-14.

10) Lin FR, Metter EJ, et al：Hearing loss and incident dementia. Arch Neurol 2011；68：214-20.

11) Gopinath B, Schneider J, et al：Severity of age-related hearing loss is associated with impaired activities of daily living. Age Ageing 2012；41：195-200.

12) Baloh RW, Ying SH, et al：A longitudinal study of gait and balance dysfunction in normal older people. Arch Neurol 2003；60：835-9.

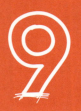

CHAPTER 9 知的・精神障害者のスポーツリハビリテーション

極める 1　運動に興味がないなら，あえて何もしない
極める 2　走れても四つ這いの確認を怠るな
極める 3　運動指導は5つの心がけでさま変わる
極める 4　認知機能を要する運動は，精神障害に有効
極める 5　うつ病患者には一時的な気分転換を目的にした運動は勧めない

極める 1 ≫ 運動に興味がないなら，あえて何もしない

　みなさん，「知的障害」や「発達障害」の定義について正しく説明できますか…？　しっかり説明できる人は意外と少ないのではないでしょうか．知的障害者とは，「おおむね18歳までに知的機能の障害があらわれ，日常生活に支障が生じているため，何らかの特別の援助を必要とする状態にあるもの」(厚生労働省)と定義されています[1]．なので，ケガや病気，加齢などが原因で，

**18歳以降に知的機能が低下した場合は，
知的障害には含まれません**

　発達障害とは，「自閉症，アスペルガー症候群その他の広汎性発達障害，学習

(146)

障害，注意欠陥多動性障害，その他これに類する脳機能の障害であってその症状が通常低年齢において発現するものとして政令で定めるもの」と定義されています[2]．発達障害そのものを対象とした「障害者手帳」は交付されず，現在のところ精神障害者に分類されています．知的障害者と発達障害者は，同じような環境の場でスポーツリハビリテーション（スポーツリハ）を行うことが多いので，本章では，両者について述べたいと思います．

　発達障害や知的障害の発症メカニズムは明らかになっておらず，何らかの原因で脳神経細胞の回路の一部が健常者と異なるとされています[3]．脳には可塑性があるため，運動などで脳をよい状態にするとさまざまな感覚情報を受け取り，学習や表現によって効率よく神経回路が生まれ育ってくると考えられています[3]．
　米国ミシガン州立大学とバーモント大学の研究[4]によるADHD（注意欠陥多動障害）症状のある者を含めた，幼稚園年長から小学校2年生の202人を対象とした研究では，中〜高度の身体活動を通学前に毎日するグループでは，コントロール群（座学授業群）に比べ，不注意，他動，衝動性などのADHD症状が軽くなったことが示されています．特に有酸素運動を行うと，血流が改善され脳にエネルギー源と酸素が効率よく送られるため，バランス感覚を高める運動や少し動きが複雑な協調運動の効果がより高まると期待されています[3]．

　しかし，知的障害者や発達障害者において，運動の効果があることがわかっていても，そもそも運動に興味がなく，運動を拒否する子どもが多いのも1つの特徴なのです．こうした子どもたちは，叱られることや失敗の体験を積み重ねているため自己肯定感が低く，「次は成功するかも，再度挑戦してみよう」という意欲に乏しいのです．これを「**学習性無力感の状態**」といいます[5]．こうした状態に陥っている場合，運動参加を強制すると拒否が強まり，かえって逆効果となります．そのような場合は，**あえてこちらからは何もしないことも選択肢の1つ**です．
　そしてもう1つ大事な点は，周囲がその運動を楽しんでいる姿をみせることです．こちらが笑顔で楽しんでいると，多動で走り回っていた子や自閉症で入口から入れなかった子が，「あれ，何か楽しそう…!?」と自分から輪のなかに近づいてきて参加することも多いのです．その際，輪のなかに入ってきてもすぐには参加を促さずに，子どもが何に興味をもつのか観察することがポイントです．そ

の後，子どもが興味をもったことから声をかけ，徐々にその興味を広げていくとよいでしょう．本人の興味やできることが増えると，なぜうまくできたのかを自ら考え，異なった環境でも応用や展開をしていくようになります．初めてのことでも「できる」という達成感が得られると「自己肯定感」がアップするのです．

極めに究める Point 1

知的障害者には，
運動を楽しむ姿をみせ，
興味をもったことからアプローチする

極める 2 ≫ 走れても四つ這いの確認を怠るな

知的・発達障害児では，「前庭感覚」「固有感覚」「触覚」の感覚系に問題を抱え，自分の体を意識することや空間認識などのボディ・イメージが未発達なケースが多いです（図 1）[6]．姿勢が崩れやすい子どもの場合，バランスの保持や傾きを感じとる前庭感覚の鈍麻，筋緊張と関節角度をコントロールする固有感覚の鈍麻が関係しています．また，ハイハイをせずに，つかまり立ちから歩き出すため，腕の支持性や抗重力筋が十分備わっていないことも多いのです．感覚には「過敏」と「鈍麻」がありますが，知的・発達障害児では，

ある状況や部位により鈍麻と過敏が混在している

場合があります．例えば，足底過敏があり，足を床につけると痛いと感じるため，つま先歩行をしている．座って机の下に足が隠れてしまうと，足がなくなってしまうように感じ，足の位置がわからなくなるといったこともあります．そこで，触覚，前庭感覚，固有感覚をより使う運動によってアプローチすることが大切です（図 2）[7]．

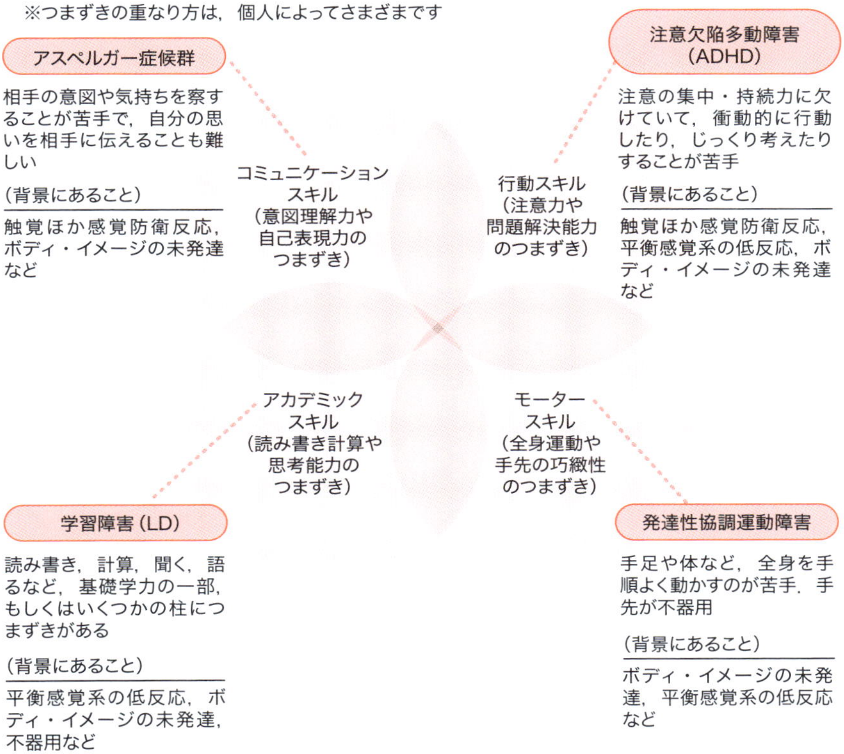

第2部　障害者のスポーツリハビリテーション

※つまずきの重なり方は，個人によってさまざまです

アスペルガー症候群

相手の意図や気持ちを察することが苦手で，自分の思いを相手に伝えることも難しい

(背景にあること)

触覚ほか感覚防衛反応，ボディ・イメージの未発達など

コミュニケーションスキル
(意図理解力や自己表現力のつまずき)

注意欠陥多動障害（ADHD）

注意の集中・持続力に欠けていて，衝動的に行動したり，じっくり考えたりすることが苦手

(背景にあること)

触覚ほか感覚防衛反応，平衡感覚系の低反応，ボディ・イメージの未発達など

行動スキル
(注意力や問題解決能力のつまずき)

アカデミックスキル
(読み書き計算や思考能力のつまずき)

モータースキル
(全身運動や手先の巧緻性のつまずき)

学習障害（LD）

読み書き，計算，聞く，語るなど，基礎学力の一部，もしくはいくつかの柱につまずきがある

(背景にあること)

平衡感覚系の低反応，ボディ・イメージの未発達，不器用など

発達性協調運動障害

手足や体など，全身を手順よく動かすのが苦手．手先が不器用

(背景にあること)

ボディ・イメージの未発達，平衡感覚系の低反応など

図1　適応力の4つの柱のつまずきと発達障害および感覚統合のつまずきとの関係
［文献6）より引用］

　発達過程にはそれぞれ「習得していくステップ（段階）」という意味合いがあり，どこかの発達段階が抜けると動作ができなかったり，できてもぎこちなかったりします．そのため，**表面的なつまずきだけでなく，「どの段階のつまずきなのか…？」，本質的な課題を洗い出し，発達の基礎をつくり上げていく視点が重要です**．動作では，横転などの床上動作や，ハイハイ，四つ這いなどの基本動作から確認し，つまずいている段階に戻り，正しい動作を獲得させてから，応用動作に結びつけていくとよいでしょう．

　基礎を積み上げることで，嫌いだった運動や動作ができるようになる過程は，

第9章　知的・精神障害者のスポーツリハビリテーション（149）

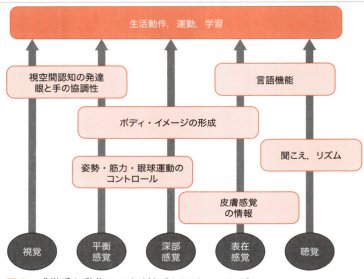

図2 感覚系と動作のつながり [文献7) より作成]

身体機能の発達だけでなく，思考・判断・言語などの認知的側面の発達や情緒面の安定をもたらします．そして，

> 動ける体と待てる体は表裏一体．
> 動ける体は待てる体にもなります

　姿勢や運動が発達することで，動作や行動の司令塔にあたる脳の前頭連合野が活性化し，「動くタイミングなのか」「待つタイミングなのか」を考えることになり，多動性や衝動性の軽減にもつながります（図3）[8]．

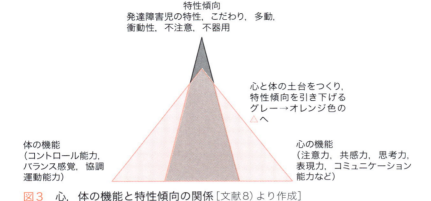

図3 心，体の機能と特性傾向の関係［文献8）より作成］

極める3 ≫ 運動指導は5つの心がけでさま変わる

　それでは，リハビリテーション専門職（リハ専門職）として，知的障害者に運動を指導する際の5つのポイントを紹介します．難しく考えず，まずはこれらの点を心がけてみましょう．

知的障害者への運動指導のポイント

● **見通しをもたせる**

　全体的な流れの中で，今は「どこの段階で，何をやるべきか」をわかりやすく視覚的に示し，終わりまでの見通しをもたせます．始まりの体操と終わりの体操を一緒にすると見通しをつけたり気持ちを切り替えるのに効果的です．

● **教示方法の引き出しを増やす**

　ボディ・イメージが確立できていない子どもは，人のマネをしたり，言

葉により前後左右の方向を理解するのが難しく，1対1で向き合った指導ではさらに困難を極めます．**体を同じ方向に向けて指導したり，左右の腕に違う色のバンドをつけ視覚的に方向を理解させたり，音に合わせて動きを変えて聴覚からアプローチする**など，子どもに合わせて教示方法を変えるとよいでしょう．

●「類似の動作」から枝を増やす

似たような動作を分解して指導し，それらをつなげて目的とする一連の運動にしていくほうがよいでしょう．

● スモールステップを踏ませる

できる見通しがないままに，運動やスキルを教えることは，失敗体験を反復させてしまうことになります．簡単なことから，少しづつ課題を難しくしていき，目指す運動ができるようにしていくことが大事です．

> ● 運動指導の進め方（例）
> ・視覚教示から身体接触へ
> ・床上動作から立位動作へ
> ・左右対称の動作から非対称の動作へ
> ・正中線上の運動から左右分離の運動へ
> ・静止姿勢の動作から連続的な動作へ

● 褒める

ご褒美や罰などの外的な刺激（外発的な動機づけ）によって，子どもの気持ちはコントロールされます．一方，自分が成し遂げたいことや何かに貢献したことから得られる「達成感」「充足感」「満足感」は内発的な動機づけとして重要になります．

(152)

第2部　障害者のスポーツリハビリテーション

極める4 ≫≫ 認知機能を要する運動は，精神障害に有効

　精神障害とは，「精神障害があるため，継続的に日常生活又は社会生活に相当な制限を受けるもの」(障害者基本法)[9]とされています．

　精神障害者は，障害の程度や期間にもよりますが，日常生活における体力レベルの差が大きく，全般的な運動能力も健常者と比較し低い傾向があります．また，精神障害者の代表的な症状に，幻覚や妄想などの「**陽性症状**」，意欲低下や感情の平板化(感情の鈍麻)などの「**陰性症状**」があります．体力測定値と精神症状の関係をみた研究では，陽性症状と体力に相関はないものの，陰性症状が重度なほど，敏捷性や全身持久力が低下をしていたと報告されています[10]．

　運動の種類や強度・頻度の基準は明確にはなっていませんが，「うつ病」「不安障害」や「統合失調症」の精神障害のいずれにおいても，一定の改善効果が認められており，運動は勧めるべきです．精神障害者が運動を行う目的として，単なる身体面や精神面の機能改善だけでなく，運動・スポーツを行う過程で要求される対人関係やストレス耐性などを学べることも利点といえます．そのため，精神障害者では，スポーツを活用して身体機能や認知面の維持・向上を図り，自立の促進，さらには余暇を充実させ，QOLを向上することが目標とされることが多いです．

　運動による効果を障害別にみていくと，不安障害では，不安の改善が認められるほか[11]，がんや心疾患などにともなう不安症状にも有効性が示されています[12]．無為・閉じこもり，意欲減退，活動性低下などを認める統合失調症では，運動療法により陰性症状が軽減することが報告されています[13]．また，向精神薬の副作用として起こる体重増加を防ぎ，BMI(ボディマス指数)，体脂肪の減少効果も示される等，定期的な運動プログラムは身体的，精神的な健康に有効であると結論づけられています[14][15]．

　うつ病においても，運動療法の効果を認めたと国内外で報告されています[16][17]．症状の改善効果に加え，定期的な運動を続けると再発率も低くなることがわかっています．運動は，生理学的にも，抗うつ薬と同様に，セロトニン，

第9章　知的・精神障害者のスポーツリハビリテーション (*153*)

ノルアドレナリンといった化学物質を調節して，自己概念を変化させます．分泌されるドーパミンによって覚醒作用や多幸感が増し，βエンドルフィンも爽快感や抗不安作用に影響するといわれています[3]．

　うつ病患者では，心理面の障害に加え，記憶，注意，遂行面の認知的な問題が生じます．興味深いことに，うつ病患者の海馬は健康な人より最高で15%も小さく，海馬が萎縮する進行度合いとうつ病期間の長さに関連があるとされています[4]．

　われわれはうつ，統合失調症，パニック障害を含む精神障害者を対象に低強度の協調運動を主とする運動療法の介入効果を検討しました．その結果，一過性の効果として，高揚感や落ち着き感の増大を認めました[18]．そのうち，定期的な運動習慣のない10名における2カ月間の運動療法の効果として，抑うつの指標である **BDI（Beck depression inventory；ベック抑うつ質問票）** のスコア改善も認めたのです．さらに，注意の分散機能（かな拾いテスト）においても，運動による改善傾向を示す対象者がいました（図4）．

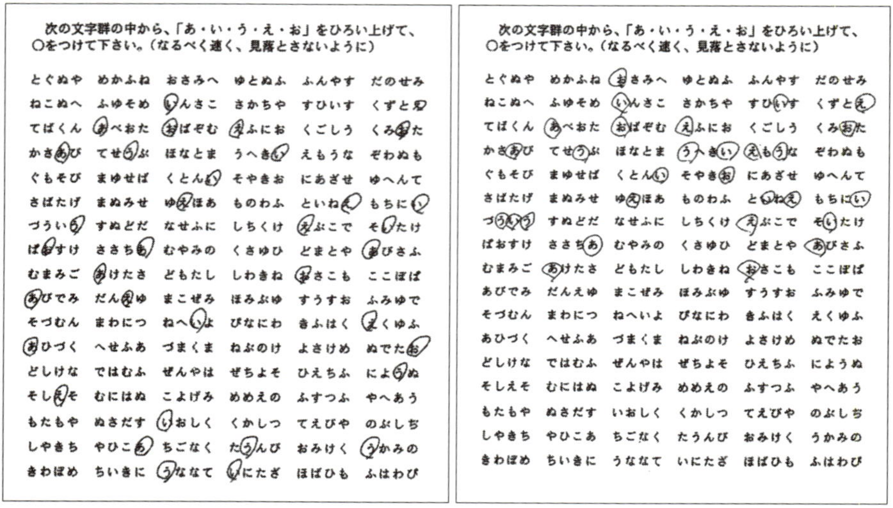

図4　うつ病の重症度とかな拾いテストの結果
（左）BDI：軽度のうつ病，（右）BDI：中等度のうつ病

このように精神障害者にとっての運動は単に身体を動かすことに加え，そもそも論として，

運動は認知機能（記憶，注意，遂行）をともなう活動

なのですから，精神障害に効果的なリハビリテーション手段といえるでしょう．

極める 5 >> うつ病患者には一時的な気分転換を目的にした運動は勧めない

　精神障害者は，身体に障害がないために普通にスポーツができると思われがちですが，精神障害症状の程度や種類は多様で一概にそうはいえません．さらに，うつ病患者では，

不快な刺激を長時間感じていることから気分転換による効果は限定的

です．なので一時的な気分転換を目的とした運動は勧めるべきではありません．重度のうつ病患者で運動の効果は示されていますが[19]，うつ病はそもそも心身のエネルギーが低下した状態であり，重症になればその低下はさらに大きく，重度のうつ病患者への運動指導は慎重に判断をしたほうがよいでしょう．精神障害者には，その状態や症状に合わせたリハビリテーションの進め方があります（図5）[20]．

　ピラミッドの下のほうでは，リハビリテーションやスポーツに無理に参加させると悪影響が出る場合があるため，人とのかかわりは強制せず，本人のペースでできる対処法に取り組んでもらいます．次に，みなが運動をしている環境が本人にとって安心できる場となるように，実際の場に馴染んでもらうことが大切です．場に馴染んだら徐々に参加を促し，定期的にフォローするとよいでしょう．

　そのほか，精神障害者の運動指導では，対象者の症状に応じたプログラムを用意するのはもちろんのこと，実行の計画性や工夫も大切です．例えば，好きな種

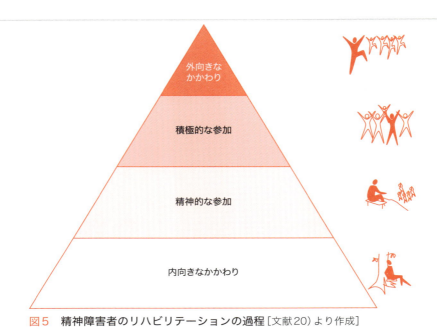

図5 精神障害者のリハビリテーションの過程 [文献20) より作成]

目やできる種目から，身体を動かすことに慣れてもらいます．身体が慣れてきたら，定期的な有酸素運動やスポーツに展開をしていくとよいでしょう．精神障害者は無理をしやすいため，激しい運動，高強度で長時間の運動は，症状を悪化させることがあります．失敗が大きな挫折感につながる恐れがあるため，まずは，スポーツを楽しむこと，そのことで自己表現ができ，その成功体験を積み重ねることで「自己効力感」を高めていくことが大切です．

　最後に指導上のキーポイントを紹介します．

精神障害者の指導上のキーポイント

- 日頃の身体活動量を確認し，無理のない運動量からはじめる.
- 曖昧な表現は避け，具体的かつシンプルな説明.
- 言葉で伝わりにくい場合は，指導者が実際に手本をみせる.
- わからないことがないかを確認し，わからない部分や質問には親身に応じる.
- 対人関係が苦手な場合は，信頼できる指導者との1対1の活動からグループ活動へとつなげる.
- グループ活動が可能になったら，役割意識や協調性，責任感が高まるよう工夫する.

（塩田 琴美）

極めに究めると こんなことができる！

1. 知的障害者の「学習性無力感の状態」を踏まえた対応ができる
2. 発達過程のつまずきに気づき，基礎動作を身につけさせる
3. 精神障害者の特性と運動効果を理解できる
4. 回復過程に準じた無理のないリハビリ運動を提案できる

● 文献

1) 厚生労働省: 知的障害児（者）基礎調査 (https://www.mhlw.go.jp/toukei/list/101-1c.html).
2) 文部科学省: 発達障害者支援法 (http://www.mext.go.jp/a_menu/shotou/tokubetu/material/001.htm).
3) ジョン J. レイティ: 脳を鍛えるには運動しかない！　最新科学でわかった脳細胞の増やし方. 2009, NHK出版.
4) Hoza B, Smith AL, et al: A randomized trial examining the effects of aerobic physical activity on attention-deficit/hyperactivity disorder symptoms in young children. J Abnorm Child Psychol 2015；43：655-67.
5) 鎌原雅彦, 亀谷秀樹, 他: 人間の学習性無力感 (Learned Helplessness) に関する研究. 教育心理学研究 1983；31：80-95.
6) 木村　順: 保護者が知っておきたい発達が気になる子の感覚統合. 学研プラス, 2014.
7) 川上康則監修: 発達障害を考える 心をつなぐ, 発達の気になる子の家庭で楽しくできる感覚統合あそび. ナツメ社, 2015.
8) 清水貴子: 笑顔がはじけるスパーク運動療育〜発達障害の子の脳をきたえる. 小学館, 2016.
9) 内閣府: 障害者基本法 (https://www8.cao.go.jp/shougai/suishin/kihonhou/s45-84.pdf).
10) 横山浩之, 西村良二: 統合失調症患者の体力と精神症状およびGAFとの関連性について. スポーツ精神医学 2007；4：20-4.
11) Martinsen EW, Hoffart A, et al: Comparing aerobic with nonaerobic forms of exercise in the treatment of clinical depression：a randomized trial. Compr Psychiatry 1989；30：324-31.
12) Larzelere MM, Wiseman P: Anxiety, depression, and insomnia. Prim Care 2002；29：339-60.
13) Faulkner G, Sparkes A: Exercise as therapy for schizophrenia：an ethnographic study. J Sport Exerc Psychol 1999；21：52-69.
14) Beebe LH, Tian L, et al: Effects of exercise on mental and physical health parameters of persons with schizophrenia. Issues Ment Health Nurs 2005；26：661-76.
15) Gorczynski P, Faulkner G: Exercise therapy for schizophrenia. Cochrane Database Syst Rev 2010 May 12；(5).
16) Sexton H, Maere A, et al: Exercise intensity and reduction in neurotic symptoms. A controlled follow-up study. Acta Psychiatr Scand 1989；80：231-5.
17) Craft LL, Perna FM: The benefits of exercise for the clinically depressed. Prim Care Companion J Clin Psychiatry 2004；6：104-11.
18) Shiota K: Intervention Effect of Group Exercise in Occupational Employment Support Center, ISPRM, 2019.
19) Blumenthal JA, Babyak MA, et al: Effects of exercise training on older patients with major depression. Arch Intern Med 1999；159：2349-56.
20) Grahn P, Ivarsson C, et al: Using affordances as a health-promoting tool in a therapeutic garden. 2010：116-54.

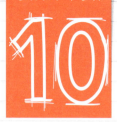

障がい者スポーツの環境要因

極める1 仮説を立て吟味し,「できる能力」を引き出す創意工夫を身につける
極める2 チームビルディング力でパフォーマンスは変わる！
極める3 障害と補装具・用具との密な関係を把握しよう
極める4 各競技と補装具・用具の関係性を熟知する

極める1 » 仮説を立て吟味し,「できる能力」を引き出す創意工夫を身につける

　7〜9章と，障がい者スポーツリハビリテーション（障がい者スポーツリハ）のさまざまな形とそのイロハについて論じてきました．では，障がい者スポーツリハを行ううえで，リハビリテーション専門職（リハ専門職）に必要とされる基本的な資質・能力とは何でしょう．

　まず，障がい者スポーツリハで求められるものは，リハビリテーションの基礎知識・スキルはもちろんのこと，競技スポーツにかかわる場合は，それぞれの競技特性を知っていることです．一般のスポーツはルールに則り行われるのに対し，

障がい者スポーツは教科書どおりにはいきません

(159)

障がい者スポーツでは，参加者の「できる能力」を引き出す想像力，そして何よりも新しいスポーツをつくりだす創造力（クリエィティブさ）が求められます．この2つを融合したスキルが欠かせません．一見すると誰にでも指導できそうですが，実際はそう簡単ではなく，創意工夫ができるプロフェッシナルな人間が求められているのです．

　もっといいますと，「障害者がスポーツに参加するうえで，私たちには何ができるのか…？」，その課題を整理するには，さまざまな仮説を立て，多くの情報を吟味しなければなりません．障がい者スポーツリハの現場では，「時間」「場所」「人」「気持ち」の要因も大きく変わることが多いです．柔軟な発想と研究心をもち，本質的な課題となる要因を追求するためにも，よい意味でリハ専門職としての固定観念を外して取り組むことが大事でしょう．

　事故や病気等による後遺症を抱えた患者は，病院で一生懸命リハビリをして歩けるようになっても，自宅に帰って生きる意味を見いだせず，家に閉じこもりがちになることがあります．最悪の場合，自死を選択することもあります．患者が退院し，目的をもって課題にチャレンジし自立に向かうには，スポーツは極めて有効なツールです．患者をスポーツにつなげることで，自分と同じ境遇の友に出会えたり，体を動かす場を得たりと社会参画のチャンス（機会）が増え，自分のフィールドが広がる人も多いです．

　リハビリテーションでは，一方的に他者が介入すれば障害がよくなるわけではありません．患者が自ら動くことで能力が引き出され，動作を獲得していくのです．患者自身が動かなければ，何も変わりません．つまり，障がい者スポーツリハを通して，

極めに究める Point 1

「何ができるのか」「変えられるのか」「何を使えば，機能の補てんや代償ができるのか」を考え，患者が動ける環境をつくる

ことが大切というわけです．

　一方，障害者のスポーツ環境の整備ではまだ多くの課題があり，患者個人だけ

でなく，行政・自治体，学校，病院などのステークホルダーと協同し，課題解決に向けた新しいモデルを構築していく必要があります．リハ専門職は，医療界という閉ざされた環境にいますが，個人を中心に据えて幅広い視点で物事をみる能力を養うことも重要でしょう．

　加えて，障がい者スポーツリハにかかわる際に軽視できないことは，この分野では専門職として食べていくことは難しく，通常は病院勤務等本職と並行して携

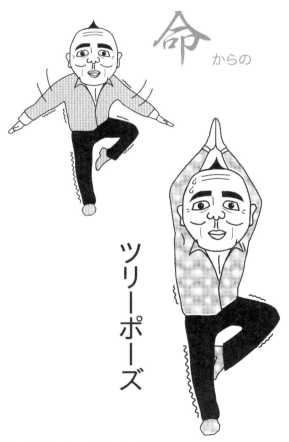

軸がぶれないのが『命』！　このポーズ，一見簡単そうだが，軸足を意識し集中力を高めないと，バランスが崩れ容易に倒れてしまう．リハ専門職としての「矜持」も大切

COLUMN 30

アスリートは何かと困っている!!

パラアスリートの困りごとといえば，スポーツを行ううえでお金がかかるということです．まず競技のため，オーダーメイドの用具が必要になります．スポーツ義足であれば 80〜200 万円，競技用車椅子でも 100〜200 万円はかかります．さらに日々の活動費に加え，遠征費など，スポーツを続けるには費用がかかりますが，これらの費用支出には安定した収入が必要です．

パラスポーツの競技者は障害ゆえに就職も難しく，（障害者雇用ではない場合もあるのですが）一般的に障害者雇用の場合，月給 10 万円代程度と障害者年金を合わせて月々 20 万円入ればよいほうです．障がい者スポーツの競技人口が増

えない理由の 1 つは，スポーツ以前に生活が安定せず，スポーツにお金をかけるゆとりがないからです．

また，競技人口が増えなければ，選手層も薄く，勝つことができません．勝つことができなければ，メディアに取り上げられることもなく，スポンサーもつきづらいという悪循環が形成されます．ドイツでは，障害者の健康増進効果や二次疾病予防などの観点から，スポーツリハとしてスポーツ用具の購入やスポーツクラブの会費が保険適応になる制度があります．日本でも障がい者スポーツの普及にあたり，こうした法制度の整備も求められます．

わっているという点です．なので「自分がそこに何の価値や志を見いだし，コミットするのか…？」をリハ専門職としてしっかり落とし込むことが重要です．その軸さえ失わずに活動すれば，病院内では出会わない人や物事を知る機会も多く，新たな価値観に触れることができます．一歩踏み出すことで違う世界がみえ，他のリハ専門職とは異なる「強み」をもてるはずです．

> ### 極める2 ≫ チームビルディング力で
> パフォーマンスは変わる！

障がい者スポーツリハで特に求められるのは，**チームビルディング力**です．障がい者スポーツリハでチームを組むべき専門職は，「監督」「コーチ」「メディカル

ドクター」「理学療法士（PT）」「義肢装具士」「トレーナー」「ガイドランナー」「コーラー（視覚障害の種目）」「エンジニア」「栄養士」「心理士」などです．実際に，これだけの専門領域の知識が必要となるわけですが，現状ではこれらの専門職のすべてがかかわっているチームは日本にはないといってもよいでしょう．

　日本のパラリンピック関係者を職業別にみると，「中・高等学校教員免許」（37.5%），「スポーツ関連競技団体審判資格」（23.3%），「障がい者スポーツコーチ」（20.0%），「日本体育協会公認指導者資格」（19.2%）であり，リハ専門職は少ないのが実情です[1]．さらに，健常者への指導経験を基礎に，障がい者スポーツにかかわり始める人が85.9%とされ，障害に関する知識をもった指導者が少ないといえるでしょう[1]．

　つまり，**それぞれの専門性を「How to」で活かしつつ，足りない知識やスキルはチームで補完し合い，運用しているのが現状かと思います（＝「チームビルディング力」）**．本来，このようなチームに，障害の知識を踏まえて指導にあたれるリハ専門職がいることは極めて重要であり，まさにそこが，われわれPTやOT等のリハ専門職が活躍できる場なのです．

　競技スポーツでのリハスタッフのかかわりは，選手の日常的な評価から，チームの方針に合わせたトレーニングプログラムの作成やフィジカル的なケア，義足やシーティング等の助言，そして健康管理と多岐にわたります．さらに，国内外の大会や合宿へ帯同し，テーピングなどの処置，コンディショニング，スポーツ外傷・障害の予防，帯同先での選手の生活面のサポートなど，オールマイティでの活躍を求められます．

　一方，患者が病院を退院してから，地域でスポーツを行うとなれば，最初の受け入れ口となるのはスポーツリハや地域スポーツの場です．しかし上述の専門職を揃えて実施されることはほとんどありません．むしろ，地域スポーツの場では，専門職とチームを組むより地域のスポーツボランティアやスポーツ推進委員などとの連携が重要になり，「どう連携するのか…？」の運用が求められます．ゆえに，地域スポーツでは，それらの人材を「どのように育成するのか…？」という視点も求められるのです．

　リハスタッフの地域スポーツでのかかわりとしては，プログラム内容の立案，リスク管理，スポーツ用具やポジショニングの助言，日常生活の指導などが多いです．それぞれの現場で自分の知識やスキルを活かすためには，自分が提供でき

る「強み」を理解し，ニーズに答えられる「あなたの価値」が重要といえるでしょう．

極める3 ≫ 障害と補装具・用具との密な関係を把握しよう

　元プロ野球選手のイチロー選手は，「バットは腕の一部」といったそうです．イチロー選手にとってバットが自分の手であるのと同じように，障害者がスポーツを行ううえで「補装具や用具は体の一部」となります．障がい者スポーツでは，障害をサポートし，選手が力を発揮するために，義手・義足や車椅子など，スポーツの動きやその特性に合わせてさまざまな用具が使われます．そして，補装具や用具は一度つくって終わりではなく，競技中の力のかけ方や衝撃による消耗・破損などを，その人が必要とする限り，ずっと調整していきます．用具の作成では，「障害特性」「残存機能」「ユーザーのニーズ」「求める動きや機能」を把握し，適応する補装具の確認 → 試行 → 調整 → 使用方法のサポート → 再評価・フォローアップすることが大切です（図1）．

　スポーツ用具を作成することで，身体的負担の軽減，動きの安定性やパフォーマンスの向上が見込めます．しかし，大事なポイントは用具の過使用や誤用によ

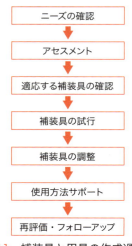

図1　補装具と用具の作成過程

り，今後獲得できるかもしれない動きや機能を阻害しないということです．これらを考えながら補装具や用具をうまく活用することで，精神面で困難だった動きや障害によって失ってしまった能力を再構築でき，「できること」が増えるので自信につながり，自己肯定感がアップし，さらなる成長を期待できるのです．

C O L U M N 31

あなたは知らない障がい者スポーツの世界

2020年のパラリンピックにより，障害理解や共生社会の促進が期待されています．しかし，パラリンピックのメガイベント開催が障害理解に与える影響について，否定的な見解があるのも事実です．

Tynedal and Wolbring らは，『ニューヨークタイムズ』紙の1955〜2012年までのパラリンピック記事を分析しています[2]．その結果は，パラリンピックに限ってはデバイスの進化，パラリアンの超人的な能力が強調され，「パラリンピックが社会で果たす役割」「オリンピックとパラリンピックの関係を深めること」「さまざまな機能レベルの障害者におけるスポーツ促進」の議論の手助けにな

らないというものでした．

メディアなどで，パラリンピックや選手が数多く取り上げられ，目にする機会が増えればよいというわけではなく，「どう伝えるのか…？」も鍵となります．**バリアは，障害者自体の問題ではなく，取り巻く環境が構築するもの**ともいわれています．

建物などのハード面は変えられても，心のソフト面のバリアは簡単には変えられません．2020年の東京オリンピック・パラリンピックは通過点にすぎず，「日本は何をレガシーとして残せるのか…？」世界が注目しています．

極める4 ≫ 各競技と補装具・用具の関係性を熟知する

最後に，競技別に補装具・用具について紹介します．障害者が競技を行ううえで，「補装具によって，どの部分（弱み）を補助して，アスリートとしての（強み）に変換していくのか」という障害とスポーツの関連性を端的に示していますので，その点を感じとってもらえればと思います．

競技ごとの補装具・用具[3]

● 陸上競技
● スポーツ用義足

スポーツ用義足（図2）には，軽くしなやかで高い強度をもつカーボン素材が用いられます．アルファベットのCやJの形状をしており，地面での反発力や推進力を高め，走りやすい形となっています．それぞれの種目に合わせた義肢があるというよりは，断端に合わせたソケットに数少ない既製のパーツを加工し，オーダーメイドで製作されます（図3）[4]．実際の競技を行う際は，パーツの角度や長さがほんのちょっと違うだけで違和感が生じ，パフォーマンスに影響します．

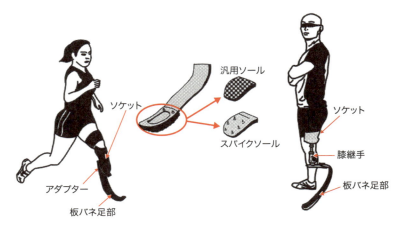

図2 スポーツ用義足

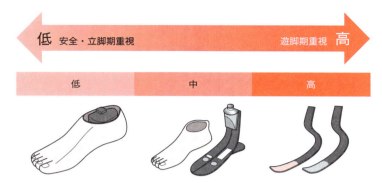

図3　活動別の足部のパーツ

● スポーツ用義手

　スポーツ用義手は，短距離走のスタート時の補助のほか，投擲，走行や跳躍の際に使用すると反動をつけやすかったり，身体の左右バランスがよくなります．「走るのに，なぜ義手が必要？」と思われるかもしれませんが，片方の腕を失った選手にとっては，本来の腕と同じくらいの重さをもつ義手（図4）を装着したほうが，体幹が安定して速く走れます．また，短距離走でおなじみのクラウチングスタートで，両手を地面につけたほうが体勢が安定して，速いスタートが切れます．

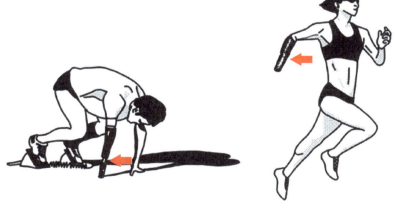

図4　スポーツ用義手

● スポーツ用車椅子

　スポーツ用車椅子は，タイヤが「ハの字」の形になっています．このタイヤの取り付け角度をキャンバー角といい，ハンドリムが上を向くためにこぎやすく，少しの体重移動で回転することができます．タイヤの幅が広くなることで，手の保護にも役立ちます．コンタクト系競技の車椅子は，足の保護と接触後に車椅子同士が引っかからないようにするためバンパーがつけられています．残存機能により，選手の体幹のコントロール能力はさまざまなので，各選手の身体機能に合わせて足・膝の高さやバックサポート角度などが設定されます．このようにスポーツ用車椅子は個人の能力や競技の特性によっていろいろな工夫がされています．

● レーサー

　「レーサー」と呼ばれるレース用車椅子は，1つの前輪，2つの後輪で構成され，スピードが出るように軽量かつ空気抵抗の少ない設計が求められます（図5）．ハンドリムがタイヤより小さくなっており，ひと漕ぎするのにより大きな力が必要ですが，その分走行距離は長くなります．ほかの車椅子に比べて高い直進能力を求められるため，キャンバー角は少なく，ホイールベースは長く設計されています．

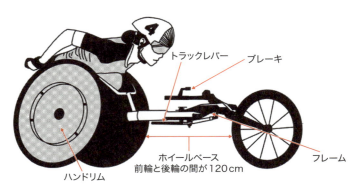

図5　レーサー

● **コンタクト系競技**

● 車いすバスケットボール用車椅子

　車椅子の前方に足を保護するためのバンパー，後方に転倒を防止するためのバックキャスターが取りつけられています（図6）．車いすバスケでは障害に応じて選手の持ち点が設定され，障害が重いローポインターの選手では，背筋や腹筋の力が弱いため，バランスを安定させるためにバッグシートを高くし，シートに角度をつけることが多いです．障害が軽度のハイポインターの選手では，体幹が安定しているので座面を高めに設定し，バックシートを低くしボールをさばきやすいようにしています．

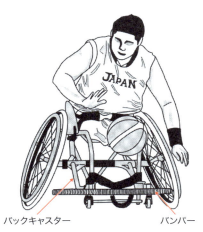

バックキャスター　　　　　　バンパー

図6　車いすバスケットボール

- ウィルチェアーラグビー用車椅子

　オフェンス用とディフェンス用があります（図7）．激しいコンタクト・プレーが特徴であるため，車椅子は重心が低く衝撃に強い設計がされています．オフェンス用は相手ディフェンスを避けるため，ホイールベースが短くコンパクトにつくられています．ウィングは，ディフェンスのバンパーに引っかけられないように，設計されています．反対に，ディフェンス用はバンパーが前に長く突き出ており，ホイールベースも長く設計され，安定しています．

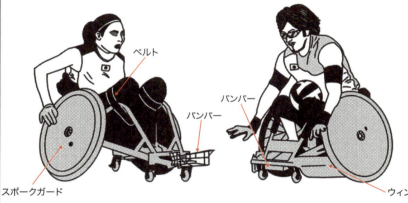

図7　ウィルチェアーラグビー
（左）ディフェンス，（右）オフェンス

● 非コンタクト競技用車椅子

- 車いすテニス用車椅子

　すばやいターンと加速が必要なため，キャンバー角が大きく，ホイールベースが小さいです．また，前後への重心移動を要するため，重心は他の車椅子に比べて前にあり，後方への転倒防止用にバックキャスターがあります．ストローク時に体幹の回旋運動を阻害しないように，バックサポートの高さは低く設計されています（図8）．

第2部 障害者のスポーツリハビリテーション

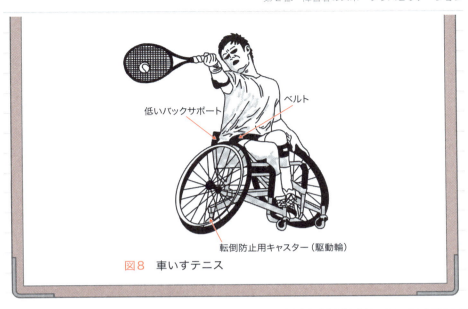

図8 車いすテニス

（塩田 琴美）

COLUMN 32

電動車いすサッカー元日本代表選手の声（リハ専門職へのメッセージ）

● 最初のリハビリは歩くこと

私は1歳10カ月のとき，進行性筋ジストロフィー・ディシャンヌ型と診断された．主治医からは「20歳までしか生きられないかもしれない．家族との思い出をつくってください．とにかくよく歩かせてください」といわれたという．最初のリハビリは「歩くこと」だったが，自分にとっては感情が複雑に絡み合う特別な行為だ．つま先立ち歩きで身体をゆらゆらと動かし，ときどき膝から崩れ落ちる姿は奇異にみえる．いつも「なんだ，あれは？」と凝視されるのが嫌いだった．保育園の頃，少しでも長く歩けるように両親が歩く練習をさせてくれた．最寄りから1つ遠いバス停を降りて歩いたり，近くの公園内で歩いたりとあえて歩く時間をつくる．ふくらはぎがパンパンに張れるほどで辛かった．

● 歩くこと，立つことも困難に

小学5年生の頃，手動車椅子の生活がスタートした．あれだけの努力も虚しく「歩くこと」はできなくなった．でもそんな絶望感と同時に「歩けなくて残念だ．でももう危なくないんだ」という安堵感があった．そして，あと，どれだけ立位ができるか．私のリハビリは「立つこと」に変わった．この頃からリハビリで装具をつけた立位訓練をはじめた．装具で立つ訓練は，歩いていた感覚がまだ記憶に新しく，それなりに楽しかった．

中学校に上がると神経疾患専門病院に主治医を移した．足の関節の拘縮が進行

したため，装具をつけるときに骨が折れると思うくらいの痛みが出た．立位訓練が難しくなると，筋力低下も著しく，手や足の可動域は年々落ちていき，中学2年生で簡易電動車椅子に乗り換え，その後電動車椅子の生活がはじまった．

高校生になると，手や足の可動域はますます落ち，できないことが増えていった．心臓や呼吸器の機能も悪くなる．薬が増え，夜間に人工呼吸器の導入も始まった．もはや「歩くこと」も「立つこと」もできなくなり，課題は「能力の維持」に変わった．

● アスリートの道へ，しかし呼吸機能が徐々に低下

しかし大学3年生のとき，電動車いすサッカーの日本選手権で初優勝し，1年後の第1回ワールドカップ日本代表のメンバー入りを果たした．

26歳のとき，実家からほんのちょっと離れた場所にアパートを借り，ヘルパーさんの支援を受けながら暮らしはじめた．仕事もアスリート雇用として監査法人に就職することができた．

29歳のとき，徐々に呼吸機能の低下が始まり，日中，食事中，サッカー中の人工呼吸器導入の必要性が迫っていたが，人工呼吸器をつけている自分を認めたくなく，苦しいのを我慢してわざわざ人工呼吸器を外したりした．その結果，コンディション，パフォーマンスも落ちてしまい，日本選手権も敗退，日本代表候補から落選した．

第2部　障害者のスポーツリハビリテーション

● リハビリ専門家との出会い，そして復活

でも私は，再び日本代表に戻りたかった．まず，電動車椅子に呼吸器台を設置して，24時間人工呼吸器を導入することにした．それだけで日本代表に戻れるとは思えなかった．衝撃に耐えうる身体の固定や能力の維持など課題がたくさんあった．

はじめに専門家の知恵を借りることにした．のちの仕事仲間でもある一般社団法人こみゅスポ研究所の塩田（理学療法士）・中根（作業療法士）両氏に，プレー中の動画を撮影してもらい，シーティングや固定方法のアドバイスを得た．今まで手先足先の固定ばかりを考えていたが，骨盤固定や膝上を上げるなどの底部の固定の重要性を学んだ．

車いすバスケットボールのトレーナーやマッサージ師の門戸を叩いたりもした．日本代表にPTのスタッフがいて，SMA (spinal muscular atrophy, 脊髄性筋萎縮症）の訓練をみせてもらったことがあった．できないことをできるようにする姿勢に胸打たれ，訪問リハビリテーションを活用し，呼吸をしやすくするために肺を柔らかくする胸郭マッサージをはじめた．さらに栄養士に相談し，1日1,000 kcal以上食べる努力をした．

このような試行錯誤の末，パフォーマンスがよくなった．心拍も安定し，頭痛や息切れがなくなった．以前よりも食欲が増え，体重も12〜13 kg増やすことにも成功した．アドバイスをもらった体の固定法も効果てきめん，プレー時の激しい衝突にも耐えられるようになった．そして，ついに日本選手権優勝，日本代表候補復帰を果たすことができた．

● 支援してくれる人がそばにいることの大切さ

それから4年，今33歳．人工呼吸器を24時間手放せなくなった．開口能力を維持する口腔リハビリもはじめた．だからといって，絶望はまったくしていない．そう思えるのは，世のなかに支援してくれる人がいたからだと思う．1歳で病気とわかってから今まで私は，ずっとリハビリをしてきた．「歩くこと」「立つこと」「能力の維持」など，歳を重ねるにつれて課題が変わりつつも，そばにはいつも支援してくれる誰かがいた．支援のおかげで身体的精神的なよい影響があり，前向きになることができたと思う．電動車いすサッカーを引退したが，パーソナルアシスタント町田（障害者介助派遣）やこみゅスポ研究所（重度障がい者スポーツ支援）などで支援者として活動していきたい．

リハビリテーションスタッフに1つメッセージを贈るとしたら，こういいたい．

私は支援を受けてきたことで健康になり，やりがいをみつけることができました．患者さんの身体的・精神的なエンパワメントとして，みなさんの働きかけは重要です．かかわり続けることをやめないでください．

29歳のとき，24時間人工呼吸器を決断できたのは，日本代表という目標があったからだ．障がい者スポーツが私の人生に与えたのは「健康」そのものだ．
（元電動車いすサッカー選手　吉沢　祐輔）

極めに究めると、こんなことができる!

1. 障害者の能力を引き出す想像力と新しいスポーツをつくる創造力を融合できる
2. 障害者の特性と可能性，補助具を吟味して，「動ける環境」を調整できる
3. チームビルディングにかかわりリハ専門職として助言ができる
4. 障害者と補助具の適正を評価し，フォローアップができる

● 文献
1) ヤマハ発動機スポーツ振興財団：我が国のパラリンピアンを取りまくスポーツ環境調査（平成25年度）．2013 (https://www.ymfs.jp/project/culture/survey/004).
2) Tynedal J, Wolbring G: Paralympics and its athletes through the lens of the New York Times. Sports 2013；1：13-36.
3) 徳井亜加根著，塩田琴美企画・責任編集: 障がい者スポーツから広がるスポーツの輪 誰もが楽しめる生涯スポーツとしてのガイドブック．2016.

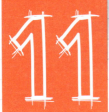

CHAPTER 11 障がい者スポーツと傷害予防

> 極める1 障がい者スポーツでの受傷率は，アメフトより低いがバスケより高い
> 極める2 傷害のバリエーションを知り，さらなる障害を生み出さない
> 極める3 傷害予防のヒントは「健足側：義足側」の荷重割合にあり
> 極める4 残存部位の筋力をアップさせ，運動中は左右非対称を注視する
> 極める5 板バネ走行のバランス能力を高め，健常者以上の走力を身につける

極める1 » 障がい者スポーツでの受傷率は，アメフトより低いがバスケより高い

● まずは「受傷要因」を知る

　障がい者スポーツでも，一般スポーツと同様に外傷をはじめインシデントはつきものです．健常者と大きく異なる点は，原疾患による医学的問題にスポーツ外傷が加わるということです．トップレベルの選手においても，それは同じです．表1の2012年ロンドンパラリンピックと2008年北京オリンピックの受傷率からは，パラリンピックでの受傷率がより高いことがわかります[1]．

(175)

表1 オリンピックとパラリンピックの受傷率の比較［文献1)より］

	2012年ロンドンパラリンピック	2008年北京オリンピック
総合的な受傷率	19/100人	9.6/100人
上肢の受傷率	7.2/100人	2/100人
下肢の受傷率	4.7/100人	5.5/100人

　2016年リオ・デ・ジャネイロパラリンピックにおける受傷率は，調査した全選手の12.1％であり，競技別で受傷率が高いのは，5人制フットボール，柔道，7人制フットボールの順でした[2]．部位的には肩の受傷が最も多く，2012年ロンドンパラリンピックの調査では肩（17.7％），手首/手（11.4％），肘（8.8％）という順でした[3]．パラリンピックでは車椅子競技が多いため「上肢傷害」が上位にきますが，基本的に傷害の部位は元々の障害特性やスポーツの特性に依存します．そのため，上肢傷害は車椅子を使用する選手で多くみられ，「下肢傷害」は歩行可能な選手（視覚障害，切断者，脳性麻痺）に多く起こります．

　急性外傷としては「骨折」や「脱臼」といった重篤なものよりも，「擦り傷」「捻挫」「挫傷」が多く，手関節や手指に好発します．慢性障害としては，オーバーユースによる「筋スパズム」や「腱炎，腱症」が多く，主に肩関節に多く発生すると報告されています（表2）[4]．

　疫学研究によると，障害を有する選手の受傷率は，

一般スポーツのアメリカンフットボールやサッカーより低いが，バスケットボールよりも高い

そうです[5]．一般スポーツの中でも激しいものに近い受傷率といえます．米国全国ジュニア車椅子競技大会での調査では，「膀胱感染症」「体温上昇」「軟部組織損傷」などの発生が報告されています[6]．しかし，障がい者スポーツでの傷害調査報告は国内外でまだ十分とはいえず「残存機能レベル」「世代」「性別」ごとの実態についてくわしく調べる必要があります．

(176)

第 2 部　障害者のスポーツリハビリテーション

表2　ケガの発生分布［文献4）より］

研　究	障害名	種　目	症例数	傷害数	急性・慢性
Curtis and Dillon	SC, A, CP, LA	車椅子スポーツ	1,200	128	40：60
Ferrara and Davis	SC	車椅子スポーツ	19	19	65：35
Burnham et al.	SC, A, CP, LA, VI	夏季パラリンピック	151	108	49：51
Richter et al.	CP	夏季パラリンピック	75	27	73：27
Ferrara et al.	SC, A, CP, LA, VI	夏季パラリンピック	426	137	46：54
Taylor and Williams	SC	車椅子スポーツ	53	38	41：59
Ferrara et al	SC, A, CP, LA, VI	マルチスポーツ	1,360	1,073	77：23
Nyland et al	SC, A, CP, LA	夏季パラリンピック	304	254	67：33
Magno e Silva et al.	VI	5人制フットボール	13	35	80：20
Magno e Silva et al.	VI	水泳	28	41	20：80
Magno e Silva et al.	VI	トラック・陸上競技	40	77	18：82
Willick et al	SC, A, CP, LA, VI	夏季パラリンピック	3,565	633	68：32

SP（spinal cord-related impairment，脊髄関連障害），A（amputee，切断者），CP（cerebral palsy，脳性麻痺），
LA（Les Autres，その他），VI（visually impaired，視覚障害）

● 誘導の仕方 1 つで，サポートではなく「受傷要因」になりうる

　障がい者スポーツにおいて，例えば，視覚障害者であれば，ガイドやコーラー（視覚障害者の視覚をサポートする人）などのサポートスタッフ，そして補装具や用具は，欠かせない存在です．しかし，注意しなくてはいけないのは，スタッフや補装具が傷害を発生する要因になりうることです．

　例えば，電動車椅子で移動方向をコントロールするジョイスティックは，障害者のわずかな指の動きでも操作できるように感度が高く設定されています．そのため，静止時には電源を OFF にしておく必要があります．これを忘れ，スポーツ中に障害者自身や他者が誤って触れてしまうと，意に反して車椅子が動き出し，ほかの参加者をケガさせてしまうことがあります．ボッチャでは，ランプをアシスタントが勢いよく動かしすぎて倒れ，隣の車椅子の選手にケガをさせてしまうこともあります．

　知的障害者や聴覚障害者では，指導者の指示が十分に伝わらずに違う動きをしてしまい選手同士がぶつかることがあります．ブラインドスポーツではガイドミ

第 11 章　障がい者スポーツと傷害予防（*177*）

スにより，他のランナーとの接触や段差など障害物による転倒を引き起こすこともあるのです．特に，ブラインドマラソンでは80%の選手が事故を経験し，ガイドランナーが誘因と思われる事故が70%と報告されています[7]．サポートスタッフのスキルやリスク管理も傷害を予防するうえで重要ということです．

COLUMN 33

アスリート教育も大事だけど…，その前に生活習慣の見直しを!!

　パラリンピック選手においてもドーピングなどに関するアスリート教育が行われるようになってきていますが，それ以前に生活習慣の見直しが必要なケースも多いです．一般的に，障害者は，身体的な問題により，特に車椅子ユーザーでは全身運動をする機会が少なく，日常生活の活動量が少ないために太りやすいです．そのほか，栄養摂取や日常生活的活動量の明確な指標値がなく，日常生活のコントロールの難しさがあります．基礎的な体力トレーニングを行い，日常的な活動量を増やし，基礎代謝を上げるなど生活習慣を見直しながら自己管理能力を高める必要があります．

極める2 ≫ 傷害のバリエーションを知り，さらなる障害を生み出さない

●「車椅子スポーツ」➡「上肢傷害」とは限らない

　競技中に車椅子ユーザーが上肢の傷害を負えば，日常生活で車椅子の操作が困難となります．車椅子でのバスケットボールやテニスなどでは一般スポーツとは身体の使い方が違うため当然傷害が発生しやすい部位も異なります．一般テニスの傷害好発部位は，肘関節，手関節，肩関節であるのに対し，車いすテニスでは肘や手にはそれほど傷害が生じないといわれています[8]．車いすバスケットボールでは，上肢（67％），腰部（22％），下肢（11％）に傷害が好発し，「軽度の挫傷」「筋肉痛」「関節痛」が起きやすいといわれています[9)10]．

　車椅子を用いた陸上競技では，「上腕二頭筋腱炎」「手関節痛」「上腕骨内側上顆炎」と，やはり上肢傷害が多く発生します[5]．車椅子ユーザーでは

> - 下肢関節を強く屈曲し固定されており，殿部の同じ箇所に強い圧がかかり続けるため ➡「褥瘡」
> - 手指の感覚がなく，車椅子操作中に車輪の中への ➡「指の巻き込み」
> - コンタクトスポーツでは接触により ➡「転倒・落車」

が起きやすいです．そのほか，

> - 交感神経活動が障害されている脊髄損傷の競技者では体温調整機能が働きにくく ➡「うつ熱」「熱中症」
> - 脳性麻痺など原疾患により ➡「てんかんなどの発作」

も起こります（表3）．

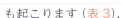

表3　障害種別による医学的留意事項と注意ポイント

障害名	医学的上の留意事項	注意すべきポイント
視覚障害	・原疾患の確認 ・進行性の有無 ・視力・視野の確認	・頭部および眼への衝撃 ・運動経験の有無
聴覚障害	・知的・視覚障害等の合併症の確認	・コミュニケーション方法 ・運動経験の有無 ・集団遊びの経験が少ない場合には，孤立感や心理的配慮
機能障害，変性疾患，筋疾患	・原疾患，合併症の確認，欠損・麻痺の状態の確認，ROM，筋力，側弯等の確認	・末梢神経障害，筋疾患では筋に対する負荷を避ける
頚髄損傷・脊髄損傷	・障害部位，完全，不完全の確認，麻痺，感覚障害，排泄障害の確認	・車椅子姿勢による下肢関節の屈曲による痙性麻痺の増強，拘縮，褥瘡 ・骨萎縮による易骨折のため衝撃・転倒 ・自律神経過反射 ・体温調整，脱水症状
脳性麻痺	・てんかんの有無 ・視覚障害の有無 ・筋緊張の確認	・てんかんによる転倒や転落 ・すばやいくり返しの関節運動は，痙縮型では痙性の亢進・拘縮，不随意運動型では精神的緊張から異常姿勢の亢進，ジストニアの悪化
切断	・原疾患，断端部の確認，ROM，筋力，バランス等	・装具等の接触による断端の皮膚障害，拘縮
知的・発達障害	・合併症等，感覚，発達状況や理解度，協調運動障害の確認	・情動面の確認 ・運動に対する意欲 ・運動内容や指導方法について考慮
精神障害	・精神症状の変動 ・内服薬の確認	・負荷量に注意

ROM (range of motion, 関節可動域)

● ブラインド競技はオーバーワークに要注意！

　視覚障害のスポーツでは下肢，上肢，脊椎，頭部，体幹の順に外傷が発生しやすく，「腱損傷」や「挫傷」が多いとされています[11]．受傷部位は競技特性によって異なります[11]．そのほか，視覚障害の程度と受傷率には相関がみられ，女性アスリートでは男性よりも受傷率が高いようです[11]．

　視覚障害競技のゴールボールでは，手指の傷害が最も多いと報告されています[12]．ゴールボールでは視覚情報がない中でボールを捕るときや指が床に接触

(180)

第2部　障害者のスポーツリハビリテーション

したときに「突き指」が多く発生しやすいのです.

　水泳での障害は，体幹部（46.34％）や上肢（34.15％）に多く，「筋のスパズム」（36.59％）や「腱障害」（26.83％）が発生しやすいです[13].

　陸上競技での好発部位は，下肢（87％），脊椎（12％），上肢（1％）です[14].そして，やはり「筋のスパズム」（26％）や「腱障害」（23.4％）が多いとされています[13].受傷要因として，オーバーユースが水泳は80％，陸上は82％，外傷による受傷は水泳が20％，陸上が18％となっています[3) 4).競技ごとに主な受傷部位は異なりますが，主な受傷要因が外傷よりもオーバーユースであることがおわかりかと思います.集中力が必要なブラインド競技では，オーバーワークにより注意力が低下したときに外傷が発生しやすくなることがわかっています.視覚障害のみであれば，心肺系の問題はないので，運動負荷に対するリスクは低いと考えられますが，オーバーワークには注意が必要です.

　そのほか，適度な運動により感染への免疫力が増すのに対し，オーバーワークは免疫力を低下させることに注意が必要です[15].医学的問題を抱える障害者アスリートでは，褥瘡や擦り傷などからの感染リスクも高く，場合によっては生命の危険にもつながるため，リハビリテーション専門職（リハ専門職）としてもオーバーワーク・オーバーユースは避けるよう配慮が必要です.

極める3 ≫ 傷害予防のヒントは「健足側：義足側」の荷重割合にあり

　健側と患側の荷重の割合は「6：4」ともいわれ，健側が常に優位な走行となり，左右差が生じているのです.すると健足側のストライドが短くなり，左右のストライド長にアンバランスが生じます（図1）.特に片側義足のアスリートでは「健足側はランニング時にそのエネルギーの241％で蹴り返し」と比較して，「義足側のキック力は90％」と小さいと報告されています.

第11章　障がい者スポーツと傷害予防（181）

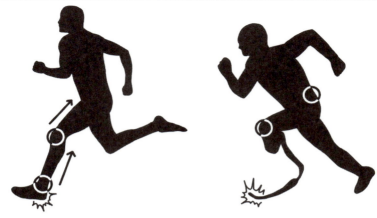

図1　健常者と義足者のキック力の違い
（左）ランニング時，大腿四頭筋，膝，ふくらはぎ，足関節を含む筋肉は，足が地面に接触するたびに発生するエネルギーの多くを吸収する．健常者の足部と下肢は，ランニング時に約241％のキック力が起きる．（右）Jカーブの義足は衝撃でたわみエネルギーを蓄えるが，肢切断者の膝，腰に高い圧をかけて衝撃を吸収する．Jカーブは，健常の足部のキック力241％に対し，その3分の1程度の約90％のキック力が起こる

> **極めに究める Point 1**　義足ランニングにおける「健足側（健側）：義足側（患側）」の荷重割合は「6：4」．このアンバランスに受傷要因の鍵がある

　このアンバランスを補い，早く走るために義足のアスリートでは，健側の筋力強化が不可欠になります．また，義足側はコーナーを曲がる際の速度変化や走り終わる際，急に止まることができません．つまり，

主に健側で力をコントロールしている

わけです．パラ・アスリートの競技でよく転ぶシーンをみるのは，最大限の力を出しすぎて健側の筋が疲労した結果，義足側を健側で制御ができなくなって転んでしまうのです．
　さらには，板バネを長期間，あるいは頻回に使用すると，健側下肢の傷害発生

リスクが高まることが示唆されており[16]，義足アスリートのケアでは，健側のオーバーユースにも注意する必要があります．

フィールド競技での踏み切りの特徴としては，走り高跳びでは健側，走り幅跳びでは義足側と，競技により踏み切る側が異なります（知っていましたか…？）．これらの跳躍競技では下肢や骨盤帯の過度の非対称運動により，腰痛が生じやすいといわれています[17]．

板バネの機能が向上してきているとはいえ，断端に大きな負荷がかかります．断端に装着するプラスチック製のソケットの適合がうまくいかず骨の突出部に大きな荷重がかかると，痛みや創傷が生じます．トレーニングにより筋の張り具合や筋と脂肪の割合が変化し，断端の形状や周径が変わると，このような問題が生じやすくなります．そのためソケットをつくり直すタイミングが重要となりますが，ソケットはオーダーメイドのため費用が何十万円もし，容易につくり直すことができません．我慢して使い続け，創傷発生につながっているケースは少なくありません．

また，下肢切断者は変形性膝関節症のリスクが高いといわれています[18]．スポーツでさらに負荷がかかるアスリートでは，関節症などの変性疾患のリスクはより高いということは考慮しておきましょう．

極める4 ≫ 残存部位の筋力をアップさせ，運動中は左右非対称を注視する

● 車椅子での不良姿勢

これまで説明した通り，個々の競技の特性により傷害予防策が異なります．要するに，障がい者スポーツ全般の車椅子適合に関する

マニュアルは存在しません

車椅子や用具の開発は進んでも，選手の身体に「どのように適合させたらよいか」などの基準はいまだ議論の中にあります．障がい者スポーツのアスリートに

表4 車椅子の処方のチェックポイント［文献20）より］

①バックシートの高さ	体幹の麻痺があり，座位バランス能力が不良な場合は，車椅子のバックシートに寄りかかり姿勢を保持する．シートの高さは，高めのほうが安定性はよいが，肩甲骨の動きを制限しないようにする
②バックシートの角度	後方傾斜が大きい場合は，姿勢が崩れ円背姿勢となり，リーチ動作が短くなる．角度が小さい場合は，体幹が前に倒れやすくなる．体幹が不安定な場合は，胸部，腹部，骨盤帯のベルトの関係性なども考慮する
③車軸の位置	車軸の取りつけは機動性に大きく関与するため，残存機能と合わせて評価することが重要．肘屈曲群を前進・後進にも機能させるには，車軸をバックシートより前方に位置させる
④座シートの傾斜角	座シートの前方傾斜が大きいと体が前に倒れやすくなり，両上肢の動きが制限される．後方傾斜が大きい場合は，体幹バランスの安定性は増すが，前輪が浮き，後方への転倒を防ぎきることができない．座シートの後方傾斜は，車軸との関係をよく見極めたうえで決定する
⑤座シートの奥行	シートの奥行きが長いと膝窩や下腿上部がシートにあたり，褥瘡の原因となる．短すぎると下肢の固定力が弱くなり，体幹の安定性が低下する．シートの幅は，狭いほうが固定力は改善され，体幹は安定するが，側面にあたると褥瘡の原因となる．広すぎると体幹の不安定性につながる

とって，用具は体の一部です．車椅子の駆動姿勢と適合方法に関する研究は発展途上ではありますが，車椅子の駆動姿勢を最適化すると，上肢の機械的仕事が約20％軽減される（駆動効率が上がる）と報告されています[19]．車椅子の適合方法は，競技特性や競技者の残存機能，求める動きなどにより異なりますが，表4を参考にポイントを確認してください[20]．

リハ専門職としてできること（左右非対称の是正が鍵）

車椅子スポーツでは「麻痺側や非麻痺側」，球技系では「投球やボール操作をする側やその対側」で身体を左右非対称に使いやすく，座位姿勢が崩れやすいです．

図2にみられるように，最も重度の障害者が参加するボッチャにおいては，体幹の固定が弱く，骨盤の位置がねじれて体幹が側屈し，頸部が傾斜する形で，座位姿勢が崩れやすいです．こうした不良姿勢は，麻痺や筋力左右差，痙縮，関節変形，車椅子不適合などがかかわっています．当然，不良姿勢のまま運動を続けると，全身に悪影響を及ぼします．特に体幹部が不安定になれば末梢部をコントロールするべく，肩関節への負担はますます強くなり，オーバーユースになりやすいです．また，不良姿勢では動きが制限されるほか，視野やみえ方も変わるため，パフォーマンスに強く影響します．

　不良姿勢の目安にするためにも，座位姿勢で，両上前腸骨棘を結ぶ線，もしくは膝の位置が左右で平行か（どちらか一方が前にズレていないか），本人に意識させることも大切です．重度障害者では姿勢不良を認識することが難しく，自力で直せない場合も多いため，運動中にポジションチェックを心がけましょう．

　さらに，肩関節の障害を予防するには，上肢の筋力や柔軟性を高めるトレーニングが不可欠です．機能が残存している筋の単純な筋力アップは

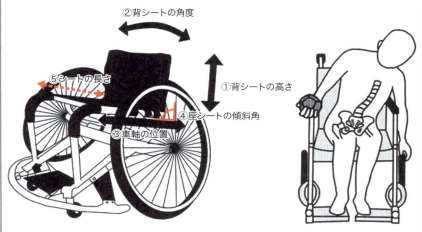

図2　車椅子上の不良姿勢
骨盤のねじれ，体幹の側屈，頸が傾斜する．後前傾もパフォーマンスに影響する．矢印：骨盤が水平で，両側の上前腸骨棘を結ぶ線が床と平行になるようにする（表4も参照）

当然ですが，インナーマッスル（棘上筋，棘下筋，肩甲下筋，小円筋）とアウターマッスル（三角筋，大胸筋，僧帽筋，広背筋）などをバランスよく強化することで，肩の安定性がより高まります．車椅子ユーザーは，日常生活のなかで上肢を酷使しているため，慢性的に頚部や上肢に疲労が蓄積しています．そうした状態でスポーツをするので，よりオーバーユースになりやすいのです．痙性のコントロール，拘縮の予防，疲労回復のためにも，運動後や日常的なケアがさらに重要というわけです．

リハ専門職として，専門性を発揮できる「腕のみせどころ」ですね．

極める 5 ≫ 板バネ走行のバランス能力を高め，健常者以上の走力を身につける

極める3でも言及しましたが，近年，「板バネ」を履くアスリートが増加し，「義足でスポーツをするなら，板バネでなくてはいけない」風潮があります．板バネは大きくたわみ，強い反発力で地面を効率的に蹴る力を得るという利点があります．がしかし（です），現在の板バネ義足のカタログでは，反発力の強度適合の目安として「体重」が指標とされているのです．同じ体重でも「身長」「筋肉量」や「筋力」などは当然異なるはずです（よね）．なのに，板バネを「どのような身体機能のレベルの競技者が使うとよいのか」という論議がなされていないのです．

われわれは，板バネの安全性を検証し，走り始めの初心者は筋力が弱く，板バネのたわみに耐えられずにむしろ，「板バネに遊ばれてしまう」ことを確認しました[19]．また，踵のない板バネは健側下肢より長めにつくられることもあり，慣れていない初心者が軽量で反発力の強い足部でキックすると，下腿部の伸展スピードが早まり，つまずきを起こしやすくなります．義足側にうまく重心をのせられない，あるいは日常生活の義足でも片足立位ができない場合（図3）は，慣れている日常義足のほうが適切なトレーニングができ，まっすぐ走ることができるケースもあるのです．

補装具を検討する前に，できること

われわれは，実際に初めて走行する20歳代の下腿切断者1名に対し，板バネ義足と日常生活義足を使って走行タイム（50 m）を測定した結果，板バネ義足7.99秒，日常義足8.27秒とほぼ違いはありませんでしたが，32週間のトレーニング後ではそれぞれ6.81秒，6.65秒に向上していました[21]．

トレーニング前，義足側の下肢は，股関節・膝関節のROM制限があり，ROMエクササイズを行うだけで腰部の痛みを訴え，MMT（徒手筋力テスト）でも代償運動が強く，正しい運動方向で測定するだけで筋肉痛が起こるほどでした．

32週のあいだ，ROMエクササイズや体幹や股関節を中心とした筋力トレーニング，バランス練習を続け，これまで使っていたソケットが合わなくなるほどに断端の形状が変化し，走る練習は特別しなくても走行タイムは短縮しました．

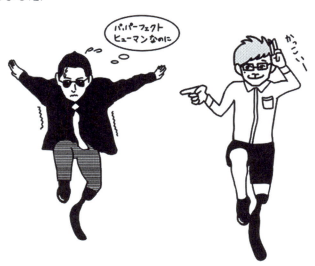

図3　板バネ使用時の片足立位姿勢
（左）板バネ初心者．（右）パラ・アスリート

板バネでの走行は，バランス能力を高めることにより健常者以上に高められる可能性が示唆されています[22]．板バネ等の補装具の性能を検討するとともに，「筋力」「バランス能力」「柔軟性」などを改善するための基礎トレーニングの重要性を強調したいと思います．

● 最後に，「リハ専門職が求められています」

　どの競技者においても，「残された機能は少しでも失いたくない」気持ちは強いはずです．しかし日本では，トップアスリートレベルでも傷害予防の対策をしている選手は5割程度，傷害発生時の応急処置実施率も6割程度との報告[2]があり，スポーツ傷害に対する意識はまだ低いと思われます．これまでに挙げてきたオーバーユースによる外傷・障害の発生率は，本来適切にケアされていればもっと下げられるものです．

　障害者の選手たちが，身体のメンテナンスやケアの希望をしてもチームにリハ専門職がおらず，病院を受診しても競技特性を知るリハ専門職がいないのが現状です．ドイツでは，メディカルサポートを充実させた後に，傷害発生率は半分近くに減少する傾向にあったと報告されており[23]，傷害予防のために医学的知識を有するPTやOT等の役割は不可欠とされています．鍛え上げられたパラ・アスリートや障害者アスリートの身体メカニズムを解明し，トレーニングやケア方法を追求することで，通常のリハビリテーションや健康・体力づくりにも効果的なアプローチを考える上で役立つでしょう．

　スポーツは安心・安全であるからこそ楽しめ，そこに多くのメリットが生まれるのです．障がい者スポーツリハの現場はあなたの熱意，専門的知識・スキルを待ち望んでいます．みなさんも，この世界に一歩踏み出してみませんか…？あなたの一歩で，新しい気づきや感動が生まれるはずです．

COLUMN 34

障がい者スポーツは，まだまだこれからが面白い!!

障害者が健常者アスリートの記録を超える時代も，そう遠くはありません．障がい者スポーツの世界では，車椅子や義足が年々改良されてきています．無論，記録更新には選手の努力もありますが，補装具の改良は「第三のドーピング」とも呼ばれるように，障がい者スポーツの記録はテクノロジーの発達の影響を強く受けます．

2015年世界選手権には，ドイツのマルクス・レーム選手が義足の走り幅跳びで8m40cmという記録をマークし，2016年のリオ・デ・ジャネイロ五輪出場を希望しましたが，義足の優位性を否定できず出場できませんでした．今後，テクノロジーの発達や障害像の変化により，往々にしてこうした問題は生じることでしょう．オリンピックスポーツの柔道やレスリングの階級制度のような1つのクラスとして，障害者アスリートの枠が設けられたり，男女混合チームと同じ扱いでオリンピック選手とパラリンピック選手の混合チームやミックスリレーでバトンをつなぐ競技などが，今後は出て

くるかもしれません．

一方，障がい者スポーツの評価やトレーニングについてのエビデンスが高い研究が存在しないのは，対象者数が確保できないからです．こうした問題は動画解析にDeep Learning（深層学習）を用いて，試合中のリアルな動作分析が行えるようになれば解決できるかもしれません．

障がい者アスリートにとって，オーダーメイドの用具は高価なものです．用具製作に3Dプリンターを用いて安価で製作できるようになると，これまで購入できなかった層への普及も進みます．視覚障害者の競泳では，これまでタッピング棒で壁に近づいていることを知らせていましたが，微小センサーを競泳帽につけることで，振動により壁に近づいていることがわかるようになります．このようなウェアラブル機器（腕や頭部等の身体に装着して利用するICT端末のこと）などの発展は，今後の競技の可能性拡大を強く感じさせます．

（塩田 琴美）

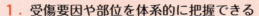

1. 受傷要因や部位を体系的に把握できる
2. サポートや補装具の誘導リスクを認識できる
3. 競技ごとの傷害特性を認識できる
4. バランスから傷害予防のヒントを得られる
5. 残存機能を活かすことで傷害を予防できる

● 文献

1) Derman W: Injury and Illness Epidemiology in Paralympic Sport-Lessons Learnt, International Paralympic Committee, 2016 (https://www.paralympic.org/sites/default/files/document/161013092934831_Slides2_Derman.pdf).
2) Derman W, Runciman P, et al: High precompetition injury rate dominates the injury profile at the Rio 2016 Summer Paralympic Games: a prospective cohort study of 51 198 athlete days. Br J Sports Med 2018；52：24-31.
3) Willick SE, Webborn N, et al: The epidemiology of injuries at the London 2012 Paralympic Games. Br J Sports Med 2013；47：426-32.
4) Luigi JD: Adaptive Sports Medicine：A Clinical Guide. Springer；2017.
5) Taylor D, Williams T: Sports injuries in athletes with disabilities：wheelchair racing. Paraplegia 1995；33：296-9.
6) Wilson PE, Washington RL: Pediatric wheelchair athletics：sports injuries and prevention. Paraplegia 1993；31：330-7.
7) 鈴木邦雄：視覚障がい者ランナーと伴走者の現状分析（その2）．日本スポーツボランティア学会大会．2005.
8) 木村大輔, 岩田 晃, 他: 車いすテニス選手のスポーツ障害に関する調査. 理学療法科学 2011；26：631-5.
9) Dogru E, Katayifci N, et al: Injuries in Wheelchair Basketball Players 2017.
10) Rocco FM, Saito ET: Epidemiology of sportive injuries in basketball wheelchair players, Artigo Original. Acta Fisiatr 2006；13：17-20.
11) Marília Passos Magno e SilvaI ED, Anselmo de Athayde Costa e SilvaI, et al: Aspects of sports injuries in athletes with visual impairment. Rev Bras Med Esporte 2011；15：319-23.
12) 徳井亜加根, 梅崎多美, 他: 障害者スポーツ選手（肢体不自由・視覚障害）におけるスポーツ傷害の実態. 日本臨床スポーツ医学会誌 2014；22：473-80.
13) Magno e Silva M, Bilzon J, et al: Sport injuries in elite paralympic swimmers with visual impairment. J Athl Train 2013；48：493-8.

14) Magno E Silva MP, Winckler C, et al: Sports injuries in Paralympic Track and Field athletes with visual impairment. Med Sci Sports Exerc 2013；45：908-13.

15) Furusawa K, Tajima F, et al: Short-term attenuation of natural killer cell cytotoxic activity in wheelchair marathoners with paraplegia. Arch Phys Med Rehabil 1998；79：1116-21.

16) Hobara H, Baum BS, et al: Amputee locomotion：lower extremity loading using running-specific prostheses. Gait Posture 2014；39：386-90.

17) Devan H, Hendrick P, et al: Asymmetrical movements of the lumbopelvic region：is this a potential mechanism for low back pain in people with lower limb amputation? Med Hypotheses 2014；82：77-85.

18) Lloyd CH, Stanhope SJ, et al: Strength asymmetry and osteoarthritis risk factors in unilateral trans-tibial, amputee gait. Gait Posture 2010；32：296-300.

19) 三浦弘樹，佐々木誠，他: 車いす最適設計のための3次元上肢運動解析．バイオメカニズム 2006；18：89-100.

20) 飯島　節編，岩渕典仁著，他: 頚髄損傷者に対するスポーツ支援―ウィルチェアーラグビーを通して―．国立障害者リハビリテーションセンター，2017.

21) 德井亜加根，塩田琴美: 初心者義足ランナーにおける日常生活用義足と陸上競技用義足の走行比較による足部選択および効果的なトレーニング法の提案について．石本記念スポーツ振興財団研究助成報告書．2018.

22) van Velzen JM, van Bennekom CA, et al: Physical capacity and walking ability after lower limb amputation：a systematic review. Clin Rehabil 2006；20：999-1016.

23) 矢部京之助，草野勝彦，他: アダプテッド・スポーツの科学―障害者・高齢者のスポーツ実践のための理論．市村出版，2004.

索　引

●あ行

アーティスティック・スイミング
………………………………… 96
アイシェード ……………………… 133
アイスバス ………………………… 93
アイスパック ……………………… 93
アイパッチ ………………………… 133
アキレス腱断裂 …………………… 41
アスペルガー症候群 ………… 146, 149
アスリート・ファースト ……… 8, 10
アスリートアイデンティティレベル
………………………………… 19
アスリート教育 …………………… 178
アスレティックリハビリテーション
（アスリハ）…………………… 9
アダプテッド・スポーツ ………… 116
アプリ ……………………… 43, 141
アメリカンフットボール ………… 83
アライメント ……… 28, 56, 68, 70, 104
安定化エクササイズ ……………… 40

痛み ………………………… 59, 60
医療機関搬送 ……………… 91, 94
インクリノメータ ………………… 44
陰性症状 …………………………… 153

うつ熱 ……………………………… 179
うつ病 ……………………… 153, 155
運動強度 …………………………… 128
運動指導 …………………… 151, 152
運動障害 …………………………… 123
運動制限アドバイス ……………… 102

疫学研究 …………………………… 176
エクササイズ ……………… 63, 67
エレクトロニック・スポーツ …… 4
エンジニア ………………………… 163
炎症 ………………………………… 75
遠心性収縮エクササイズ ………… 40

応急手当 …………………………… 92
オーバーユース ……… 32, 119, 181, 185
オーバーワーク …………… 180, 181
オープンマインド ………………… 31
音源の位置把握 …………………… 134

●か行

外傷 ………………………………… 91
ガイド ……………………… 133, 177
ガイドライン ……………… 114, 120
ガイドランナー …………… 163, 178
学習障害 …………………… 146, 149
学習性無力感 ……………………… 147

（193）

荷重割合	181
片脚着地	34
カッティング	73
活動量	128
合併症	128
かな拾いテスト	154
カルテ	25
加齢	102, 103
感覚系	148, 150
関節角度	70
関節腫脹	95

既往	103
義手	127, 164, 167
義足	127, 162, 164, 166, 186, 187, 189
機能低下	102
基本動作	21
競泳	96
競技水準	116
競技スポーツ	113, 163
筋活動	70, 73
緊急連絡	93
筋力	124

空間認知力	135
靴	79
クライアントとの共働	32
クラスフィケーション	119
クラムシェル	57, 106
クリエィティブさ	160
クリニカルパターン	24, 26
クリニカルリーズニング	24
車椅子	127, 162, 164, 168, 177, 183

車椅子スポーツ	179, 184
車椅子トレッドミル	124
グローインペイン	45, 52, 54, 55
クロックポジション	136

計算タイム制	120
傾斜計	43, 44
ケガ	77, 177
健康寿命	101

後遺症	160
後天性障害	118
広汎性発達障害	146
高齢者	99, 142
口話	141
コーラー	163, 177
ゴールボール	133, 135, 139, 180
股関節安定化エクササイズ	57
股関節前部インピンジメント	56
国際大会	113
こそあど言葉	138
骨折	49
ゴニオメーター	44
コミュニケーション	121, 141
コンタクト系競技	169
コンタクトスポーツ	83, 93, 96
コンディション	9, 13
コンプライアンス	20

●さ行

座位	125, 126
再受傷	89
再損傷リスク要因	69, 91

再発予防	38
座位保持能力	126
材料	125
サウンドテーブルテニス	133
サッカー	71, 102
サポーター	95
残存機能	127
残存部位	183
試合スケジュール	85
シーズン	85
ジェスチャー	141
視覚障害	132, 133
視機能	132
事故	91
試行的治療	37, 38, 41
自己効力感	156
自己調節鎮痛法	16
自己判断	107
四肢コントロール	136
指示出しトレーニング	136
姿勢	28, 124
肢体不自由者競技種目	127
支柱付き硬性装具	95
膝蓋腱症	32, 53
自動体外式除細動器	92
自閉症	146
社会参画	160
ジャンパー膝	32, 45, 53
従順性	20
柔道	31
手術侵襲	75
受傷	30, 75

受傷要因	175
術後合併症	75
種目	82, 127
手話	141, 144
ジョイスティック	177
傷害	179, 180
傷害予防	175, 181
障害区分制	120
障害者雇用	162
障がい者スポーツ
	114, 116, 125, 159, 175
障害者手帳	147
障害種別医学的留意事項	180
生涯スポーツ	100
障害特性	125, 127, 128
障害理解	165
条件統制	45
上肢エルゴメーター	124
症状	48
症状悪化	89
情報	25, 34, 87, 114
褥瘡	179
人工呼吸器	173
進行性筋ジストロフィー	172
人材	125
心身機能向上	118
心臓振盪	93
身体機能把握力	32
身体障害者	112, 127
心肺蘇生	92
深部静脈血栓症	46
心理士	163

索　引（195）

スキー	74	先天性障害	118, 136, 142
スクリーニング	42, 43	前方推論	41
スクワット動作	51	専門職	86, 172, 188
スタビライゼーションエクササイズ	49		
ストレッチ	40	装具	95, 107
頭脳スポーツ	3	創部痛	75
スピードスケート	83	走力	186
スペシャルオリンピックス	116	阻害要因	69
スポーツ		側方傾斜	28
──の価値	2, 6	鼠径部痛症候群	52
──の分類	4	空書き	141
スポーツアナリスト	97		

● た行

スポーツ外傷・障害	24, 48, 102	体温上昇	176
スポーツ基本法	114	体性感覚	136, 144
スポーツ経験	17	打撃系格闘技	93
スポーツ現場	85, 91	多職種連携	11, 86
スポーツ傷害	128, 188	卓球	83
スポーツ動作	77, 84		
スポーツ導入	121	地域スポーツ	113, 163
スポーツ復帰	14, 82	チームビルディング力	162
スポーツリハ	2, 9, 13, 14	知的障害	146, 148, 151
相撲	83, 88	着地	67, 69, 70, 71
スモールステップ	152	注意欠陥多動障害	112, 147, 149
座りすぎ	128	中高齢アスリート	99
		超音波治療	40
晴眼者	139	聴覚障害	132, 141, 144
精神障害	146, 153, 155, 157		
セーリング	104	テーピング	95
接地	72	デクラインスクワット	53
セルフチェック	63	テニス	83, 102
セルフリーズニング	35	デフリンピック	116
全身持久力	124	てんかん	179

(196)

点字	139
転倒	179
電動車いすサッカー	172
投球障害肩	64
統合失調症	153
動作パターン	28, 48, 59, 60
動的調整力	125
ドーピング	87
徒手筋力テスト	124
徒手療法	40
トップアスリート	7
トップダウン・アプローチ	54, 55
トレーニング指導	67
トレーニング量	34

●な行

内転筋活動エクササイズ	106
難聴	141, 143
軟部組織損傷	176
二次的な症状・疾患	102
日常生活動作	21
認知機能を要する運動	153
熱射病	93
熱中症	93, 179

●は行

歯	93
廃用症候群	13, 75
バスケットボール	36
発達障害	146, 148

発達性協調運動障害	149
発熱	95
バドミントン	83
パニック障害	154
パフォーマンス	38, 69, 82, 96
ハムストリングス肉離れ	37, 38, 45
パラ・アスリート	188
パラリンピック	113, 116
バランス障害	141
バレーボール	32, 55, 83, 88
搬送	92
バンドウォークエクササイズ	57
ハンドボール	30, 83
膝	68
膝靱帯	16, 24, 74
膝前十字靱帯	13, 30, 67
膝前部痛	45, 52, 59, 61
膝内側側副靱帯損傷	28
非対称	70, 183, 184
筆談	141
非特異的腰痛	49, 50
評価	34, 37, 46, 119, 121, 122
不安	75
不安障害	153
フィールド競技	183
フィールドテスト	122, 123
復帰基準	88
ブラインドサッカー	133, 135
ブラインドスポーツ	177
ブラインドマラソン	178
分離症	49

併存疾患 …………………… 103
ベック抑うつ質問票 ………… 154
変形性関節症 ………………… 102
変形性膝関節症 ……………… 183

ポイント制度 ………………… 120
方向覚トレーニング ………… 136
膀胱感染症 …………………… 176
方向転換 ……………………… 67
包帯 …………………………… 93
訪問リハビリテーション …… 173
ボール競技 …………………… 134
ポジション …………………… 82
補装具 ……… 28, 95, 125, 164, 165, 187
補聴器 ………………………… 141
ボッチャ ……………… 128, 177
ボディ・イメージ …………… 151
ボトムアップ・アプローチ … 41, 55
歩容 …………………………… 28

●ま行

マインドスポーツ …………… 3
マウスピース ………………… 95
マスターズゲームズ ……… 99, 100
松葉杖 ………………… 29, 107
マラソン ……………………… 102

メディカルリハ ……………… 16

模擬練習 ……………………… 107
元日本代表選手 ……………… 172

●や行

野球 …………………………… 50

誘導 …………………… 138, 177
床上動作 ……………………… 149
指の巻き込み ………………… 179

用具 ……… 79, 125, 162, 164, 165
陽性症状 ……………………… 153
腰痛症 ………………………… 48
ヨット ………………………… 107
四つ這い ……………… 148, 149
四つ這いロックバック ……… 57
予防 ……………… 38, 75, 175, 181

●ら行

落車 …………………………… 179
ラグビー ……………… 83, 93

リーズニング ……… 24, 27, 32, 37, 38
力学的ストレス ……………… 30
陸上競技 ……………………… 166
リコンディショニング ……… 9
リスクの評価 ………………… 46
リハビリテーション・スポーツ … 113
両側変形膝関節症 …………… 104
臨床推論 ……………………… 24

ルール ……………… 96, 116, 120

冷却 …………………………… 93

欧　文

●A～G

achilles tendon fragmentation
...... *41*

activities of daily living (ADL)
...... *21*

anterior cruciate ligament (ACL)
...... *13, 30, 67, 69, 75*

anterior knee pain *52*

athletic rehabilitation *9*

attention deficit hyperactivity
disorder (ADHD) *112, 149*

automated external defibrillator
(AED) *92, 93*

Beck depression inventory (BDI)
...... *154*

Boccia *128*

bottom-up approach *55*

clinical pattern *26*

clinical reasoning *24*

condition *9*

disuse syndrome *12*

emergency action plan (EAP)
...... *92*

electronic sports (e スポーツ) *4*

groin pain *52*

●H～Z

heel height difference (HHD)
...... *43*

jumper's knee *32*

limb symmetry index (LSI) *35*

MMT *124*

numerical rating scale (NRS) *62*

pathway model *112, 113*

patient-controlled analgesia
(PCA) *16*

PRICES *14, 15, 91, 92*

reasoning *28*

reconditioning *9*

rehabilitation *8*

SOAP *24, 26*

sports for life *100*

sports rehabilitation *9*

toe-in *68*

toe-out *28, 29, 68*

topdown approach *54*

3H *91*

索　引（*199*）

●**監修者・著者　相澤　純也**
あいざわ　じゅんや

東京医科歯科大学医学部附属病院スポーツ医学診療センター・
理学療法技師長

　1999 年東京都立医療技術短期大学理学療法学科卒業，2005
年東京都立保健科学大学大学院保健科学研究科修了（修士・理
学療法学），2012 年東京医科歯科大学大学院医歯学総合研究科
修了（博士・医学），同年同大附属病院スポーツ医学診療セン
ターアスレティックリハビリテーション部門・部門長，2015
年首都大学東京大学院・客員准教授，2018 年現職．専門理学
療法士（運動器），NSCA-CSCS．日本オリンピック委員会
（JOC）強化スタッフ（医・科学），日本スケート連盟（JSF）ス
ピードスケート強化スタッフ（医学部門），日本スポーツ医学
検定機構理事，日本スポーツ理学療法学会運営幹事等を歴任．

●**著　者　塩田　琴美**
しおた　ことみ

一般社団法人こみゅスポ研究所・所長，代表理事

　東京都立保健科学大学保健科学部理学療法学科卒業，東京都
立保健科学大学保健科学研究科修了，首都大学東京大学院保健
科学研究科修了（博士・保健科学）．2007 年了徳寺大学健康科
学部理学療法学科助手・助教，2011 年早稲田大学スポーツ科
学学術院講師，2014 年国立障害者リハビリテーションセン
ター学院義肢装具学科およびリハビリテーション体育学科非常
勤講師，2015 年埼玉県庁教育委員会特別支援教育課（専門家）
非常勤を経て，2016 年現職．2016 年専門理学療法士（基礎，
内部障害，生活環境支援）．特定非営利活動法人アスリート・
ヘルスマネジメント理事．日本保健科学学会論文奨励賞（2016
年），日本体育学会アダプテッドスポーツ領域論文奨励賞
（2017 年），運動器の健康・日本協会運動器の健康・日本賞奨
励賞（2019 年）を受賞．2019 年グロービス経営大学院修了
（MBA）．

極めに・究める・スポーツリハ

令和元年11月25日　発行

監修者　相　澤　純　也

著作者　相　澤　純　也
　　　　塩　田　琴　美

発行者　池　田　和　博

発行所　丸善出版株式会社

〒101-0051　東京都千代田区神田神保町二丁目17番
編集：電話(03)3512-3262／FAX(03)3512-3272
営業：電話(03)3512-3256／FAX(03)3512-3270
https://www.maruzen-publishing.co.jp

© Junya Aizawa, Kotomi Shiota, 2019

組版印刷・株式会社 真興社／製本・株式会社 松岳社

ISBN 978-4-621-30434-1　C 3047　　　　Printed in Japan

JCOPY 〈(一社)出版者著作権管理機構　委託出版物〉
本書の無断複写は著作権法上での例外を除き禁じられています．複写
される場合は，そのつど事前に，(一社)出版者著作権管理機構(電話
03-5244-5088，FAX 03-5244-5089，e-mail：info@jcopy.or.jp)の許諾
を得てください．